脳トレ・介護予防に役立つ

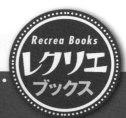

Recrea Books
レクリエ
ブックス

まちがいさがし

昭和の暮らし・行事 編

公立諏訪東京理科大学 教授
（応用健康科学・脳科学）
篠原菊紀　監修

世界文化社

脳トレ・介護予防に役立つ

まちがいさがし

昭和の暮らし・行事編

Recrea Books
レクリエ
ブックス

CONTENTS

まちがいさがしは、脳を活性化させる！

脳は、いくつになっても成長し続けることを、ご存じですか？ 鍛えれば活性化し、その働きがよくなっていくことは、脳科学で実証されています。脳神経科学と応用健康科学に詳しい、篠原菊紀先生にお話を伺いました。

■年を取っても脳は鍛えられる

スウェーデンのカロリンスカ研究所が、1260人の60〜77歳の高齢者を2つのグループに分け、一方には脳トレ、運動や食事の指導、血圧などの健康管理を行い（以下、A）、もう一方には健康相談のみを行った（以下、B）研究データがあります。

2年後、AとBの2つのグループの脳の働きを調べる「認知機能テスト」を行いました。その結果、Bの点数を100とすると、Aの点数は125になっていました。特に、記憶や情報を一時的に保持しながら、何らかの作業を行う「実行機能テスト」の点数は、Bを100とすると、Aは183と大きな差を示しました。このデータからもわかる通り、脳は年を取っても鍛えられます。そして、その効果はとても大きいのです。

■脳を元気にする、4つの方法

①頭をしっかり使う
・記憶や情報を一時的に保持しながら、何らかの作業を行う、ワーキングメモリという機能を鍛えることが重要です。高齢者でも、この機能を鍛えることで、脳の力を全般的に伸ばすことができます。

②身体をしっかり動かす
・有酸素運動や筋トレは、脳細胞を増やします。また、家事による運動が多い人はアルツハイマー病になりにくいといった研究データもあります。

③食事に気をつける
・生活習慣病の予防や治療に効果のある食事が、脳を守り、鍛えるうえでも役立ちます。魚、野菜、鶏肉、果物、木の実を多くとり、脂肪の多い食品などは少なめにしましょう。

④積極的に人と関わる
・人との関わりが脳を活性化します。

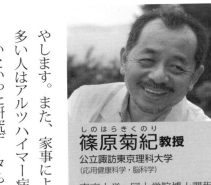

しのはらきくのり
篠原菊紀 教授
公立諏訪東京理科大学
（応用健康科学・脳科学）

東京大学、同大学院博士課程（健康教育学）等を経て、現在、公立諏訪東京理科大学教授。テレビや雑誌、NPO活動などを通じ、脳科学と健康科学の社会応用を呼びかけている。

■まちがいさがしの効果

まちがいさがしを解くには、まずしっかり見ることが必要です。このとき、注意力に関連する前頭前野や、視覚処理に関連する後頭葉が活動を高めます。また絵や図形を覚えようとすると、映像的なワーキングメモリが使われ、右の前頭前野や、記憶に関連する海馬が活動を高めます。全体の50〜75%くらいできると、やる気や意欲に関わる線条体の活動が高まります。全問解かなくても大丈夫。好きな問題から解いていってください。できることをできるように続けていくことが脳には大切です。

引きこもらず、積極的に外出しましょう。

脳の構造

① ② ③ ④ ⑤ ⑥ ⑦

脳の働き

①前頭葉
思考、運動、言語を発する。

②前頭前野
前頭葉にある部分。考えること、コミュニケーションや感情のコントロール、意思の決定、行動の抑制、注意や意識などをつかさどる。パズルやぬり絵などに取り組むと、特に活性化する。

③体性感覚野

④頭頂葉
手足などの知覚。動きの知覚。計算をするときにも働く。

⑤側頭葉
聴覚、認識、意味・言葉を聞き分ける。文字や言葉を使ったパズルで言語野を刺激。

⑥後頭葉
視覚、イメージを働かせる。絵や図形などを注意深く見る行為が刺激する。

⑦小脳
運動調節、言語や思考などの知的な処理においても大きな働きをする。

まちがいさがしを解いて「ぶどう」に色をぬろう！

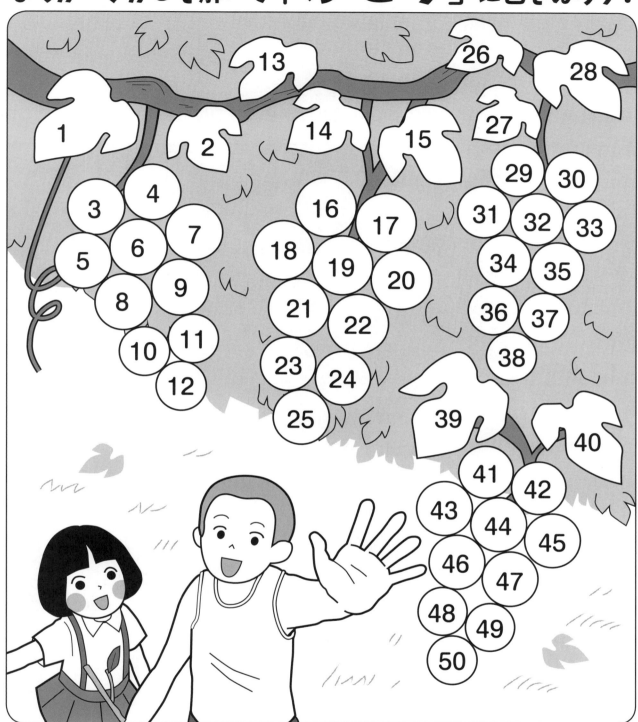

この本の使い方

★達成度を実感！ 解けたらぶどうをぬりましょう

解けたパズル番号の数字が書かれたぶどうの実や葉を上のイラストから見つけ、好きな色でぬってください。すべてぬることを目標にしましょう。

★まちがいさがしは、コピーをして複数人で楽しんでいただけます。

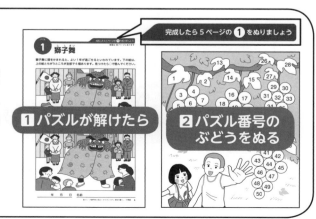

完成したら5ページの **1** をぬりましょう

1 獅子舞

1 パズルが解けたら

2 パズル番号のぶどうをぬる

獅子舞
（しししまい）

獅子舞に頭をかまれると、よい 1 年が過ごせるといわれています。下の絵は、上の絵とちがうところが全部で 6 個あります。見つけたら○で囲んでください。

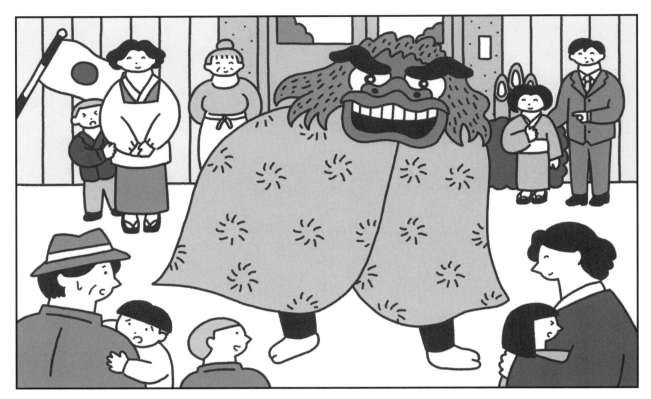

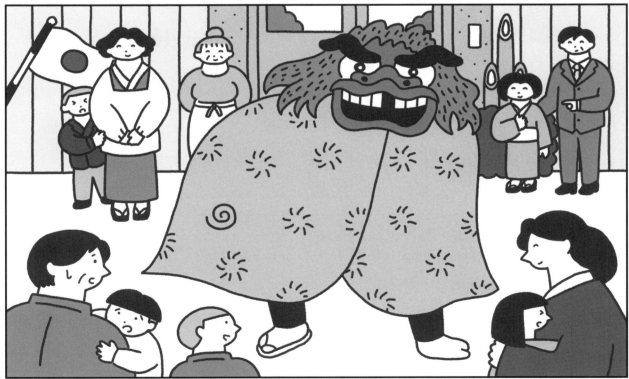

年　　月　　日　　名前

切手収集

友だちと集まって見せ合いっこ。珍しい切手は自慢できました。下の絵は、上の絵とちがうところが全部で 6 個あります。見つけたら○で囲んでください。

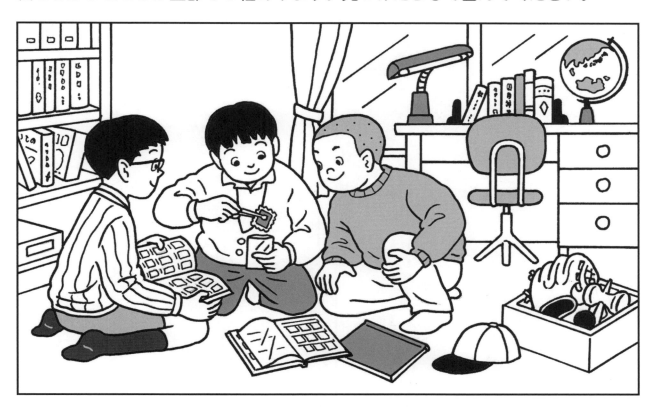

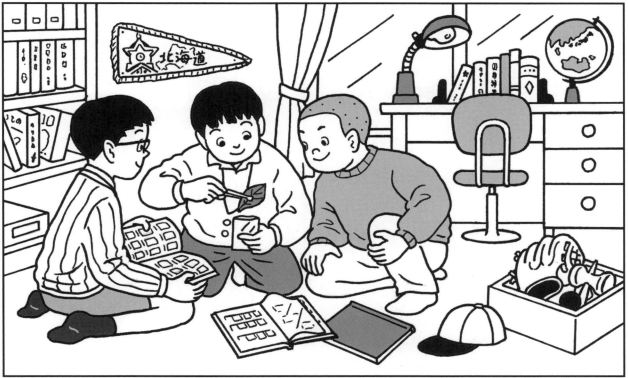

年　　月　　日　　名前

餅つき

近所のみんなで協力して餅つき。できあがるのが楽しみです。右の絵は、左の絵とちがうところが全部で6個あります。見つけたら○で囲んでください。

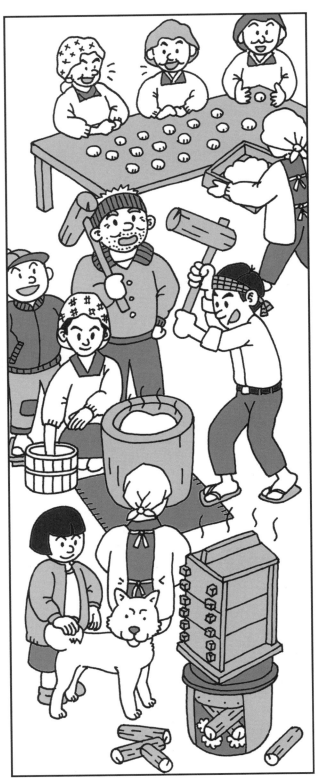
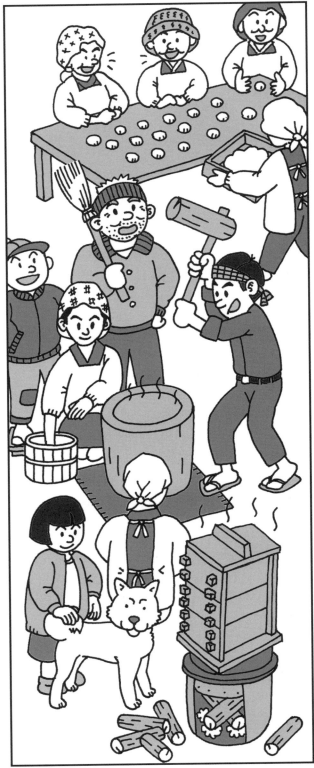

年　　月　　日　　名前

湯たんぽ

寒い夜でも、熱いお湯を入れた湯たんぽがあればぽかぽかです。下の絵は、上の絵とちがうところが全部で 6 個あります。見つけたら○で囲んでください。

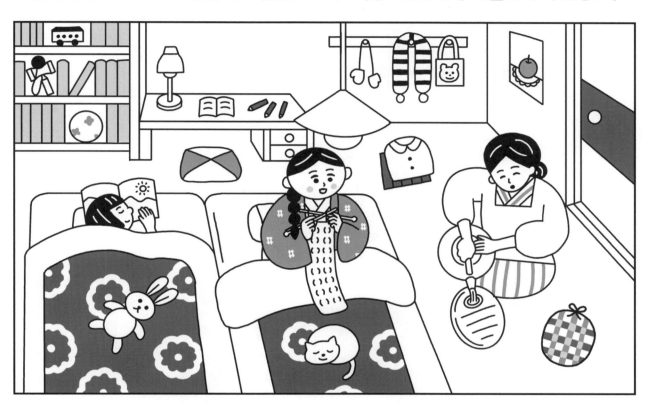

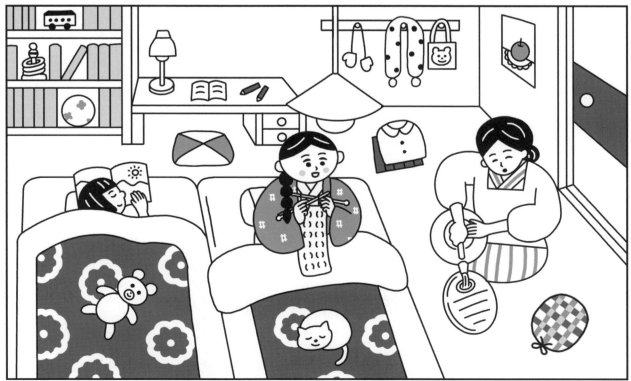

年　　月　　日　　名前

小学校の掃除時間

映画の時代劇スターに憧れて、よくほうきでチャンバラをしました。右の絵は、左の絵とちがうところが全部で6個あります。見つけたら○で囲んでください。

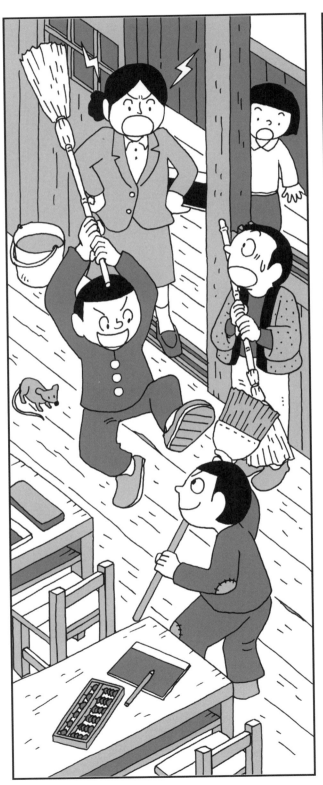
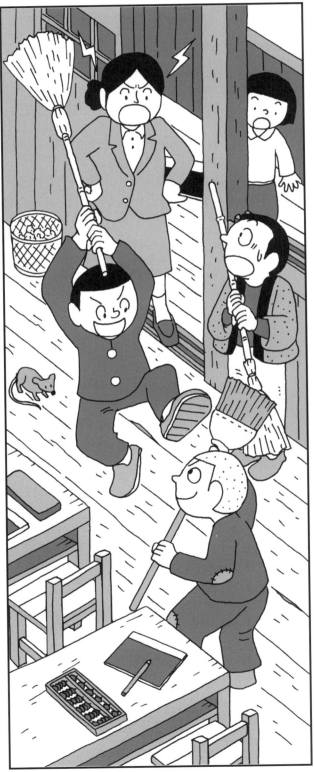

年　　　月　　　日　　名前

針供養
（はりくよう）

お世話になった針を豆腐に刺し、感謝の意を込め供養します。下の絵は、上の絵とちがうところが全部で6個あります。見つけたら○で囲んでください。

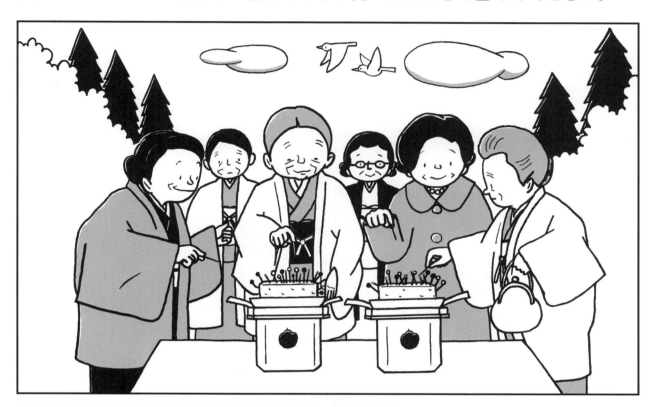

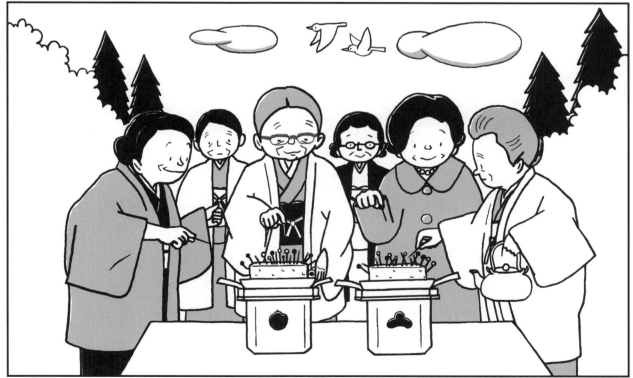

年　月　日　名前

札幌オリンピック（昭和47年）

スキージャンプで活躍した選手たちは、日の丸飛行隊と呼ばれました。右の絵は、左の絵とちがうところが全部で6個あります。見つけたら○で囲んでください。

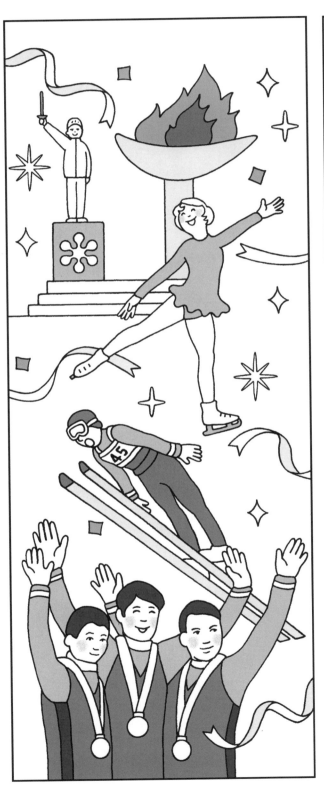
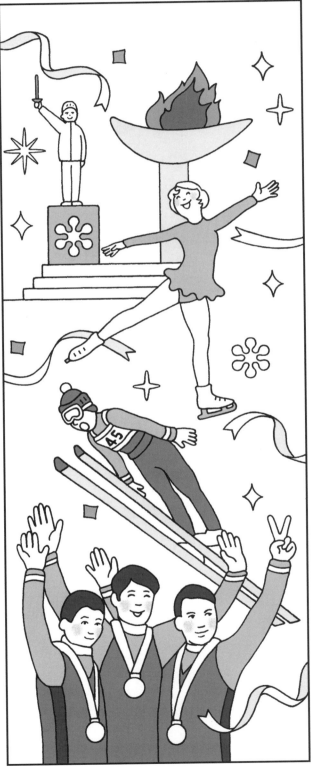

年　　月　　日　　名前

パズル **8** 手押しポンプ

水道が普及する前は、手押しポンプで井戸水をくみ上げていました。右の絵は、左の絵とちがうところが全部で7個あります。見つけたら○で囲んでください。

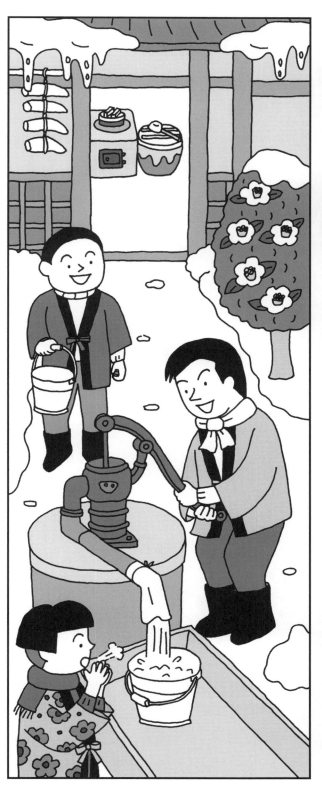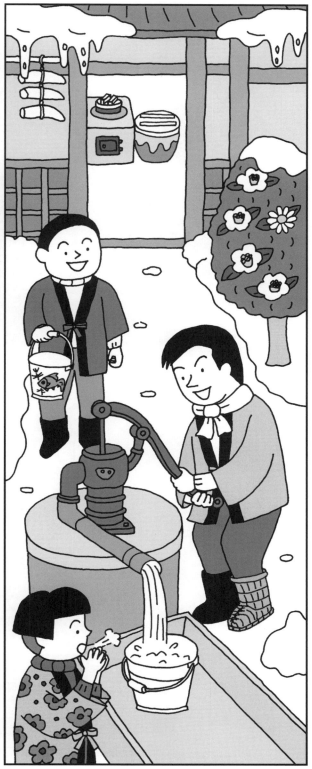

年　　月　　日　名前

ひな祭り

華やかなひな人形。家族で飾ってお祝いしましたね。下の絵は、上の絵とちがうところが全部で7個あります。見つけたら○で囲んでください。

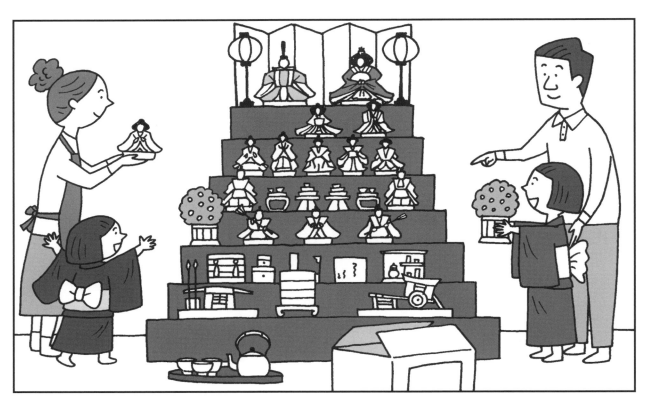

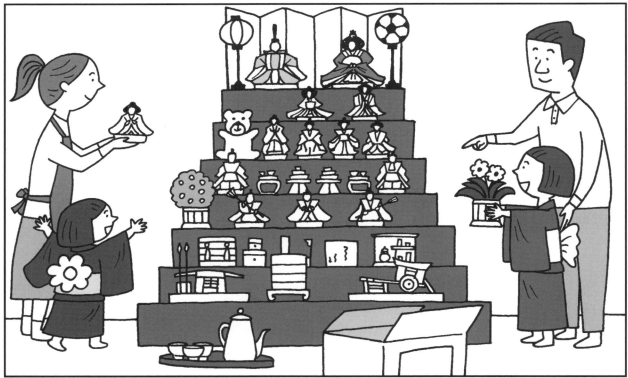

_____年_____月_____日　名前_____

お給料が手渡しの時代、「帰りにちょっと一杯」が楽しみでした。下の絵は、上の絵とちがうところが全部で7個あります。見つけたら○で囲んでください。

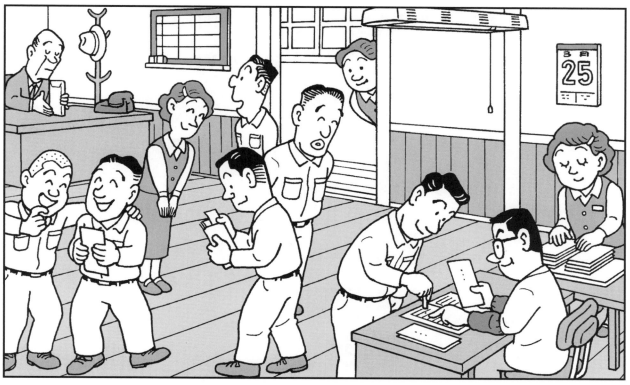

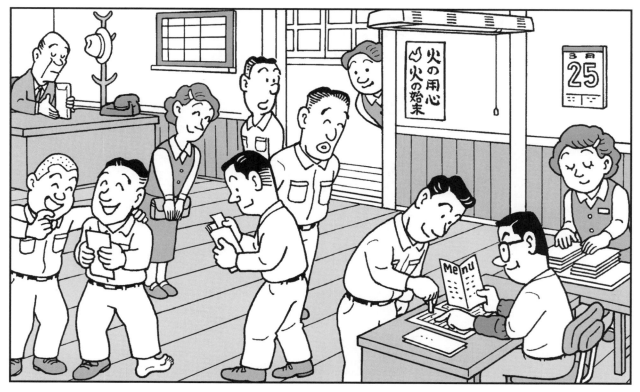

年　　　月　　　日　　名前

家電の三種の神器

昭和 30 年代前半は、テレビ、冷蔵庫、洗濯機が憧れでしたね。下の絵は、上の絵とちがうところが全部で7個あります。見つけたら○で囲んでください。

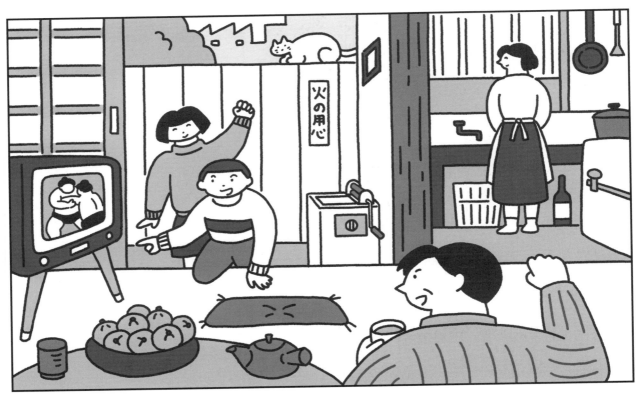

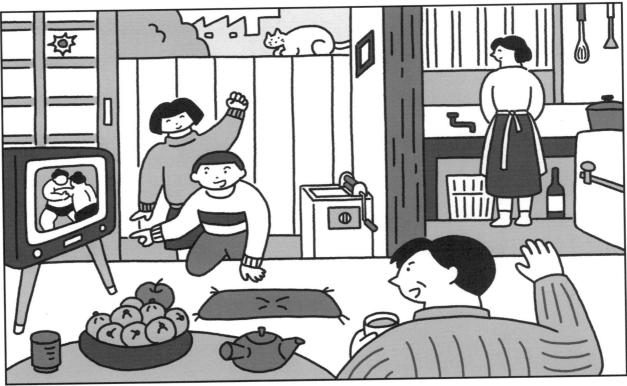

年　　月　　日　　名前

街頭テレビ

りきどうざん
力道山の試合が始まると、街頭テレビの前は大にぎわいでした。右の絵は、左の絵とちがうところが全部で7個あります。見つけたら○で囲んでください。

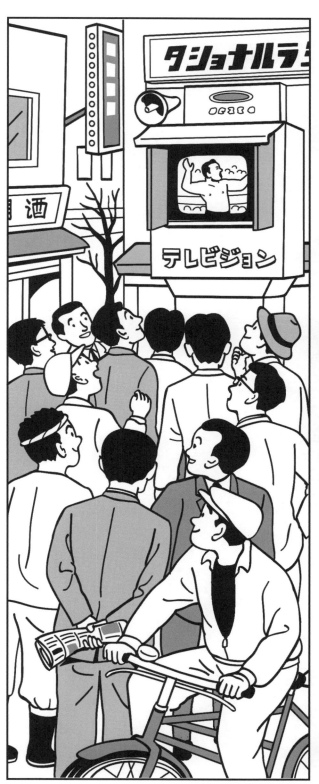
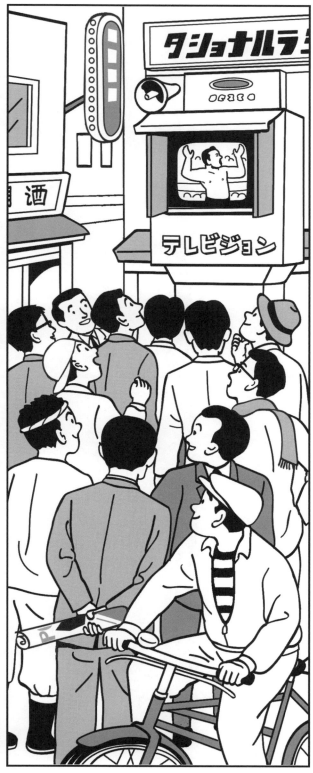

年　　月　　日　　名前

13 集団就職

完成したら5ページの 13 をぬりましょう

解答は58ページにあります

高度経済成長期、中学や高校を卒業した若者は都会に向かいました。下の絵は、上の絵とちがうところが全部で7個あります。見つけたら○で囲んでください。

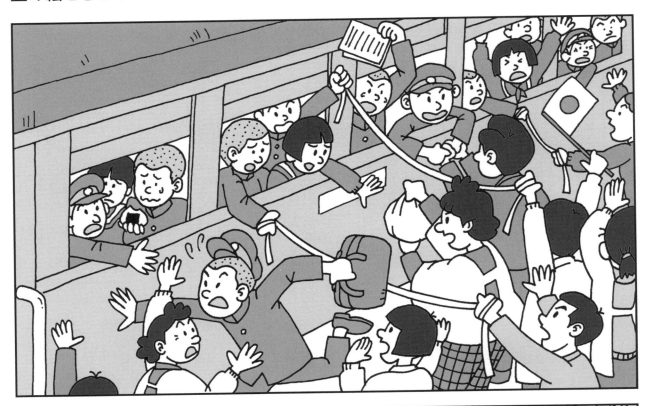

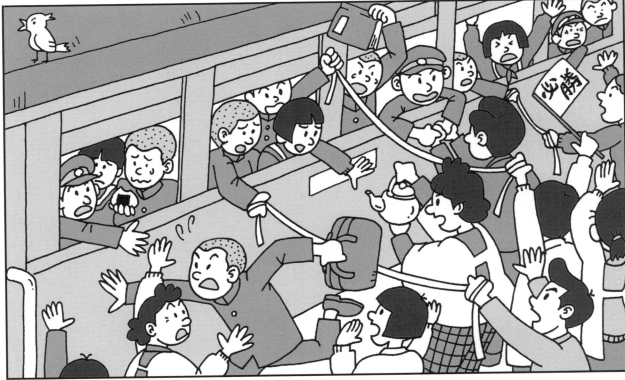

年　　月　　日　　名前

タケノコ掘り

家族でタケノコ掘りにお出かけ。お父さんの力の見せどころです。右の絵は、左の絵とちがうところが全部で7個あります。見つけたら○で囲んでください。

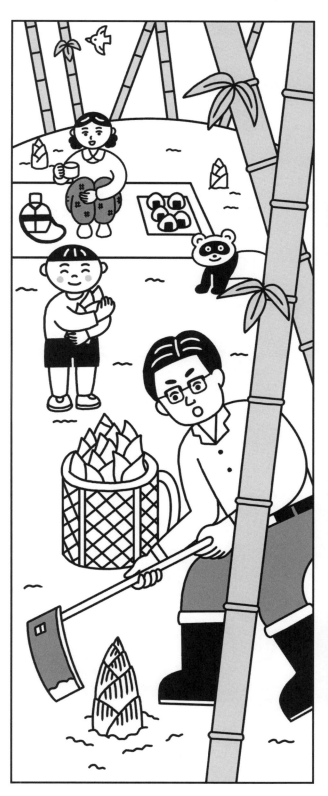
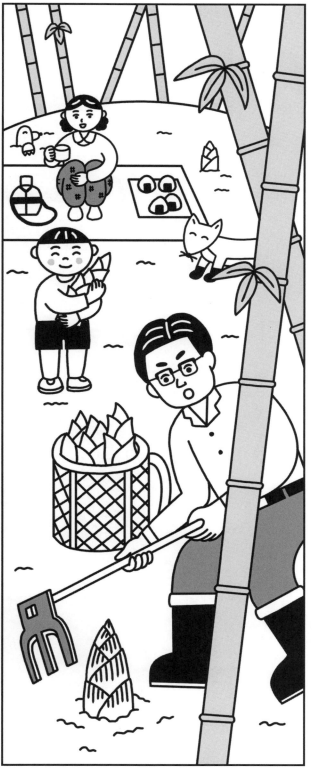

年　　　月　　　日　　名前

デパートのレストラン

休日は、家族でおめかしをしてデパートのレストランにお出かけ。右の絵は、左の絵とちがうところが全部で8個あります。見つけたら○で囲んでください。

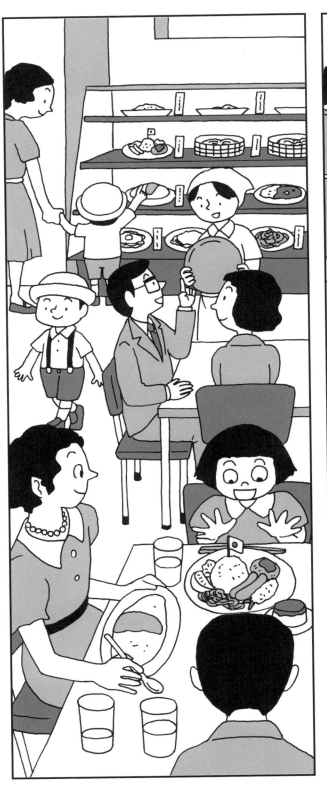
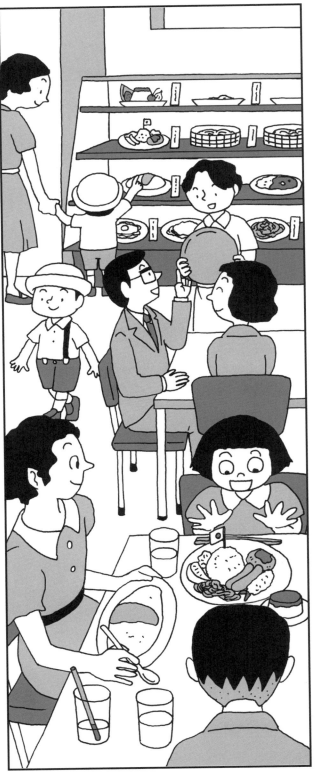

年　　月　　日　名前

ねんねこで子守り

昔は、ねんねこを着て子守りをしましたね。下の絵は、上の絵とちがうところが全部で8個あります。見つけたら○で囲んでください。

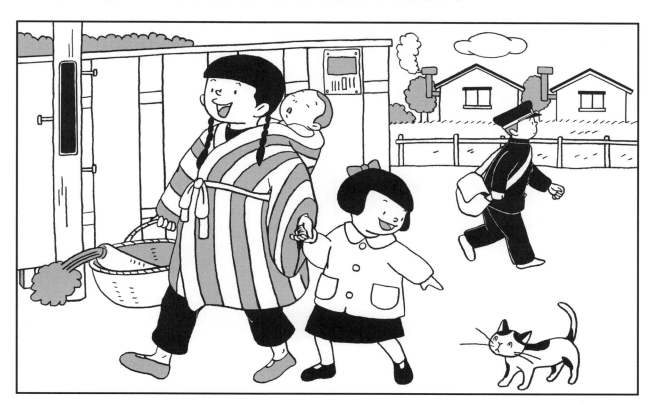

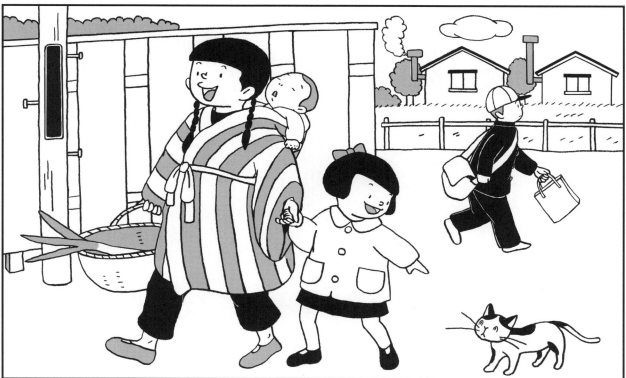

年　　月　　日　名前

通勤ラッシュ

朝夕のラッシュ時、満員の電車に駅員が乗客を押し込みます。下の絵は、上の絵とちがうところが全部で8個あります。見つけたら○で囲んでください。

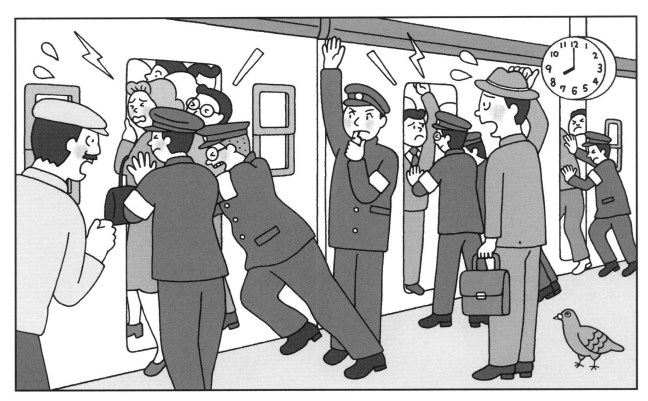

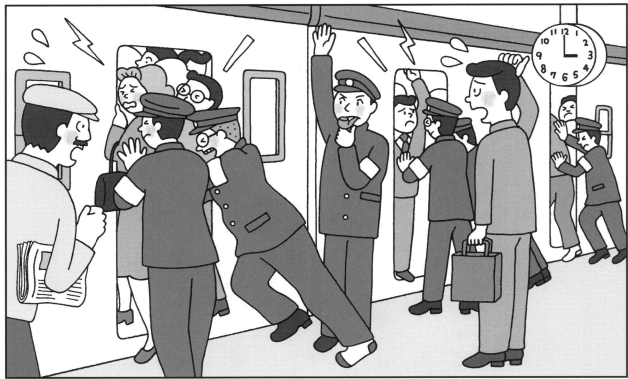

年　　月　　日　　名前

田植え

機械がなかったころは、家族総出で田植えをしていましたね。右の絵は、左の絵とちがうところが全部で8個あります。見つけたら○で囲んでください。

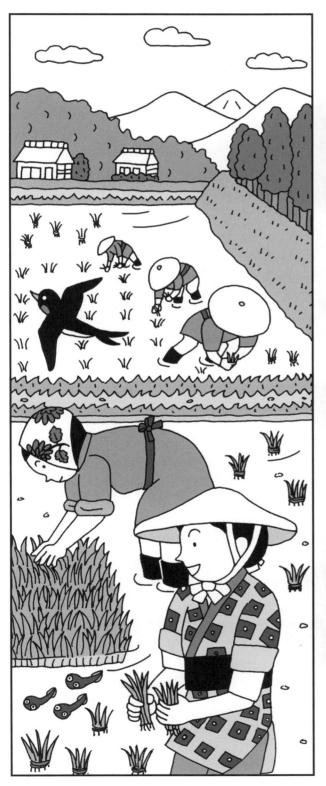
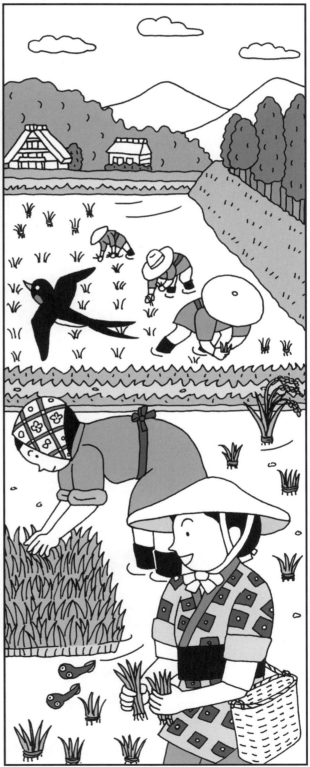

年　　月　　日　　名前

障子の張り替え

破れてしまった時や年末には、家族で障子を張り替えていました。下の絵は、上の絵とちがうところが全部で8個あります。見つけたら○で囲んでください。

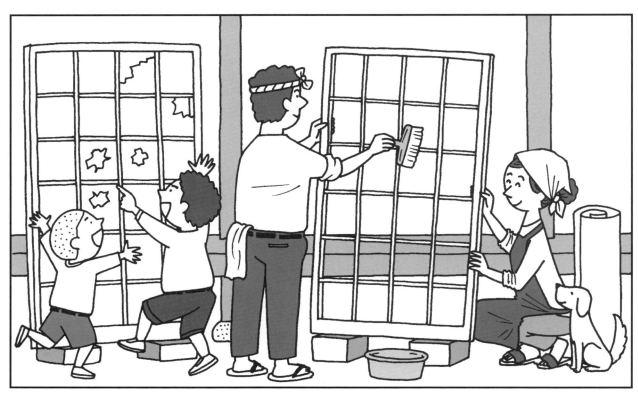

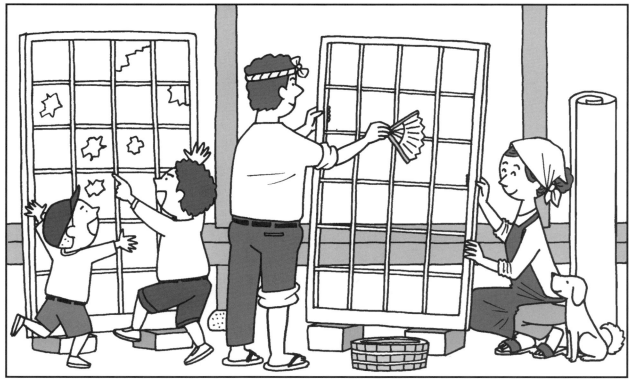

年　　月　　日　　名前

パズル **20** てるてる坊主作り

外は今日も雨。てるてる坊主を作ったら明日は晴れるかな。右の絵は、左の絵とちがうところが全部で8個あります。見つけたら○で囲んでください。

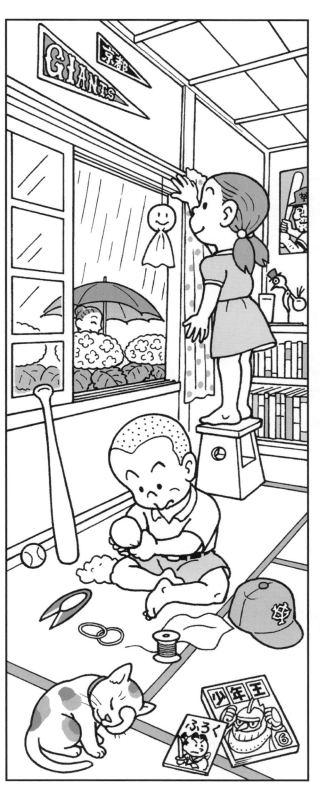
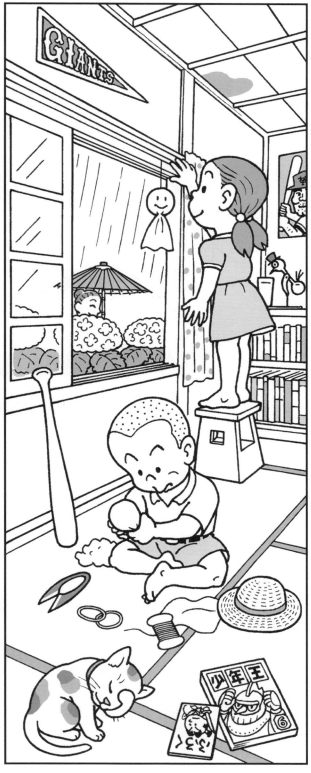

年　　　月　　　日　　　名前

小学校の給食

献立の定番はコッペパンや脱脂粉乳。みんなで食べるのが楽しみでした。下の絵は、上の絵とちがうところが全部で8個あります。見つけたら○で囲んでください。

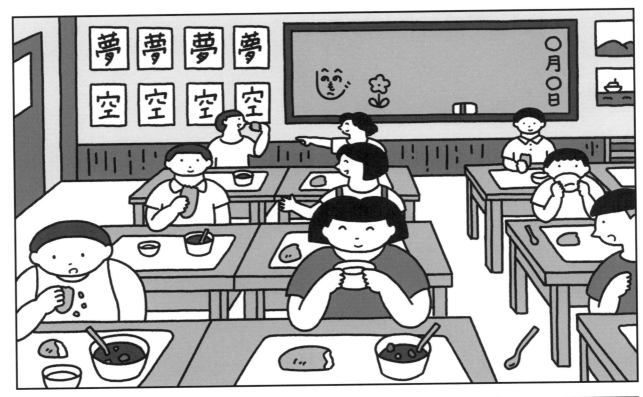

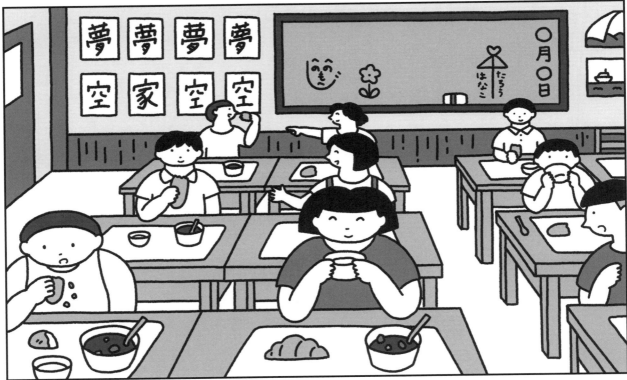

年　　月　　日　　名前

22 公園のボート

完成したら5ページの **22** をぬりましょう

解答は59ページにあります

定番のデートコースの1つでした。「揺れるので、ゆっくりどうぞ」。下の絵は、上の絵とちがうところが全部で9個あります。見つけたら○で囲んでください。

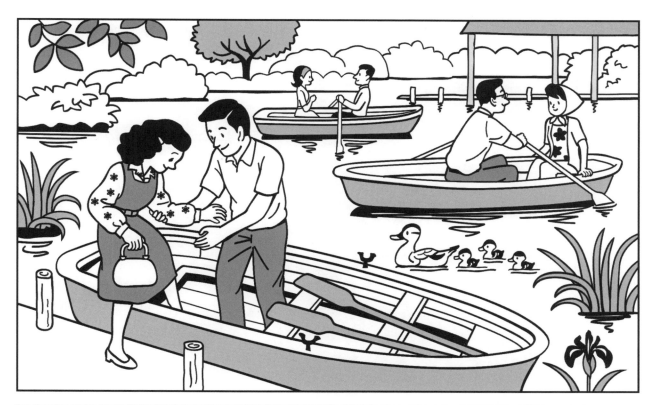

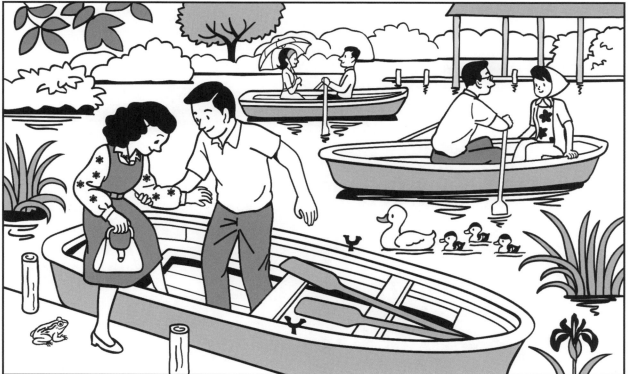

年　月　日　名前

大家族の団らん

「いただきます！」。家族そろって囲む食卓はとてもにぎやか。下の絵は、上の絵とちがうところが全部で9個あります。見つけたら○で囲んでください。

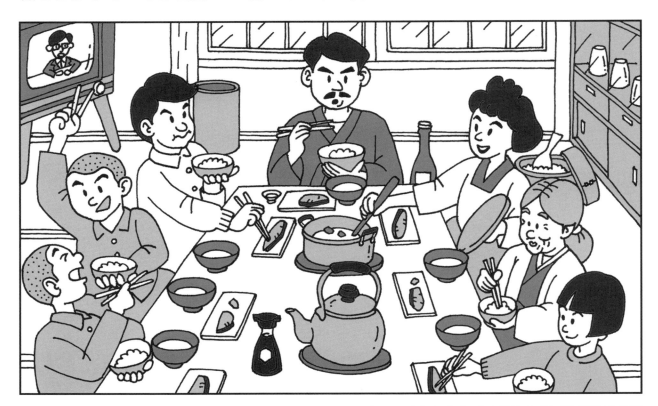

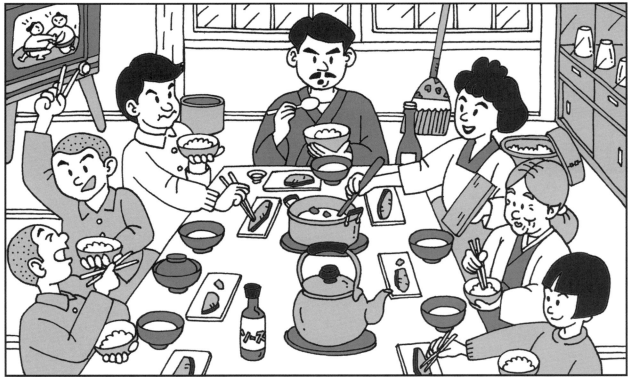

年　　月　　日　　名前

完成したら5ページの **24** をぬりましょう

解答は60ページにあります

金物屋さん

ずらりとならんだ用具。何でもそろう、頼もしいお店でしたね。下の絵は、
上の絵とちがうところが全部で9個あります。見つけたら○で囲んでください。

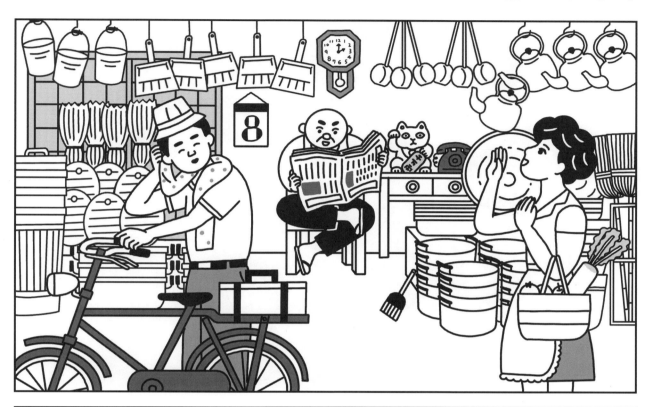

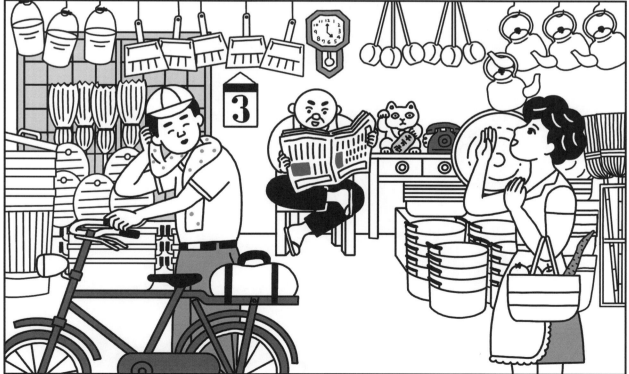

年 月 日 名前

25 海開き

今日は待ちに待った海開き。たくさんの人が遊びに訪れました。下の絵は、上の絵とちがうところが全部で9個あります。見つけたら○で囲んでください。

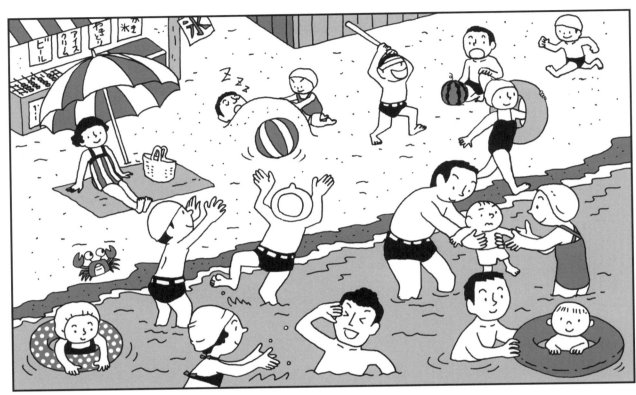

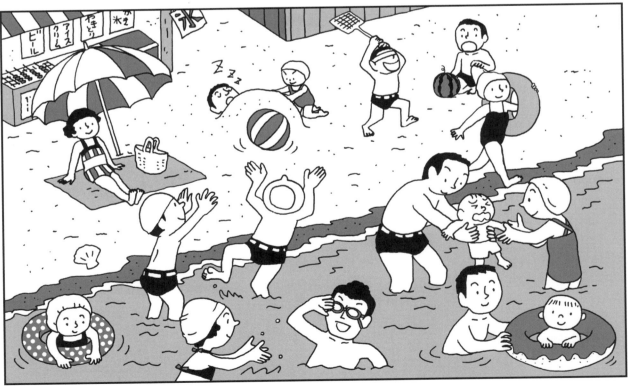

年　　月　　日　　名前

ラジカセでテレビの録音

「しぃー！　1曲録り終えるまで、みんな静かにしててね」。右の絵は、左の絵とちがうところが全部で9個あります。見つけたら○で囲んでください。

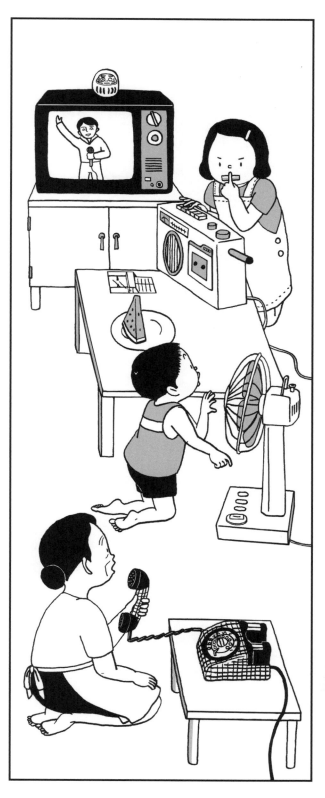
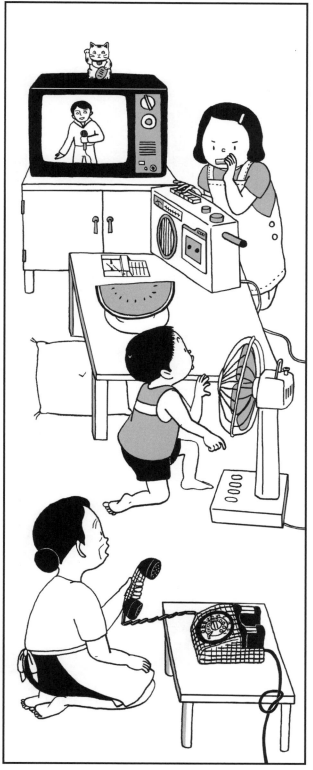

年　　月　　日　名前

足踏みミシン

おばあちゃんが作ってくれるお洋服、早く完成しないかな。下の絵は、上の絵とちがうところが全部で9個あります。見つけたら○で囲んでください。

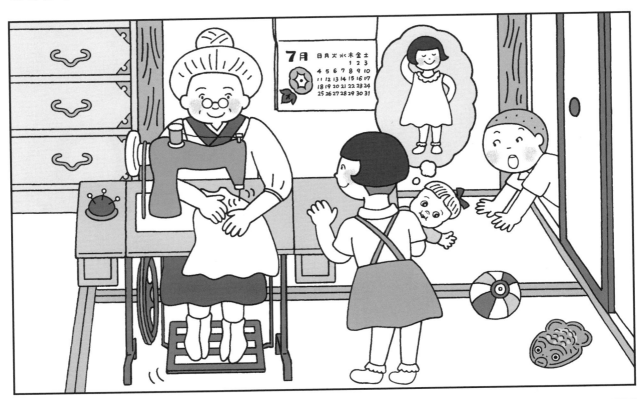

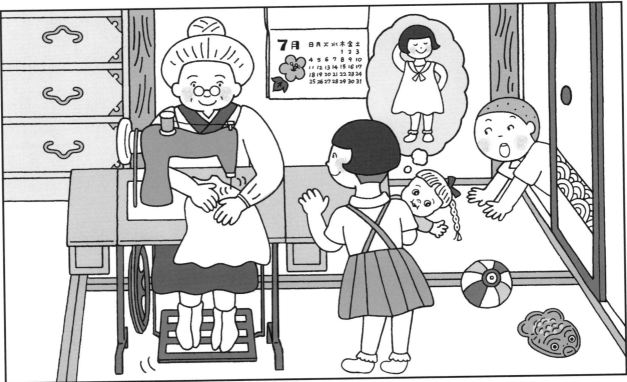

年　　　月　　　日　名前

虫捕り

虫に逃げられないように、そっと近寄って……。下の絵は、上の絵とちがうところが全部で9個あります。見つけたら○で囲んでください。

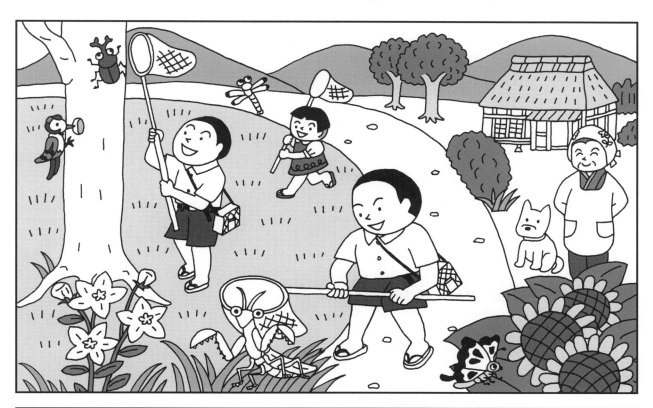

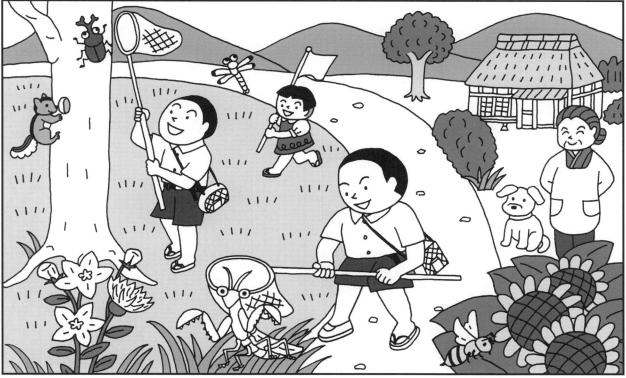

年　　月　　日　　名前

オート三輪

荷物運びにも大活躍。昭和 30 年代にブームになりました。右の絵は、左の絵とちがうところが全部で 10 個あります。見つけたら○で囲んでください。

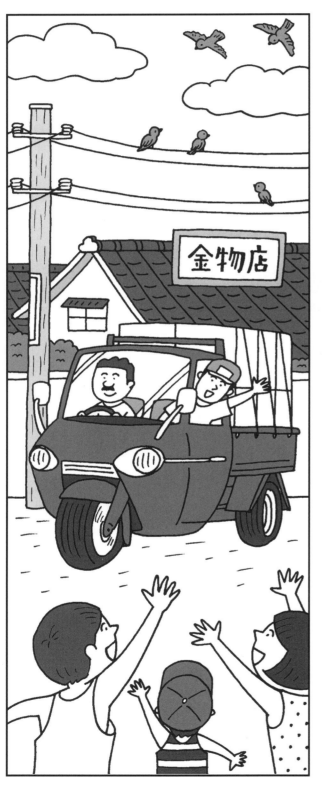
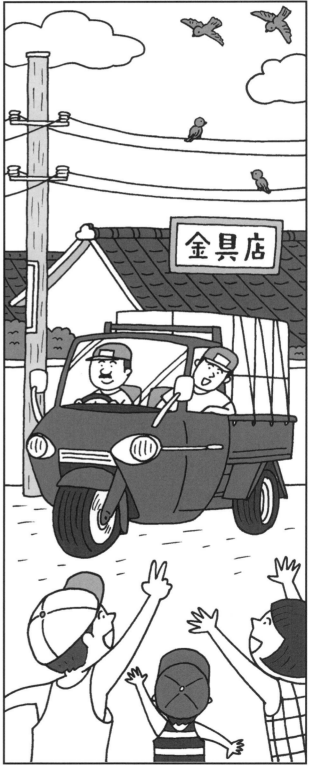

年　　月　　日　　名前

ネズミが出た！

天井から聞こえる足音の正体はネズミ！　家族総出で退治です。下の絵は、上の絵とちがうところが全部で 10 個あります。見つけたら○で囲んでください。

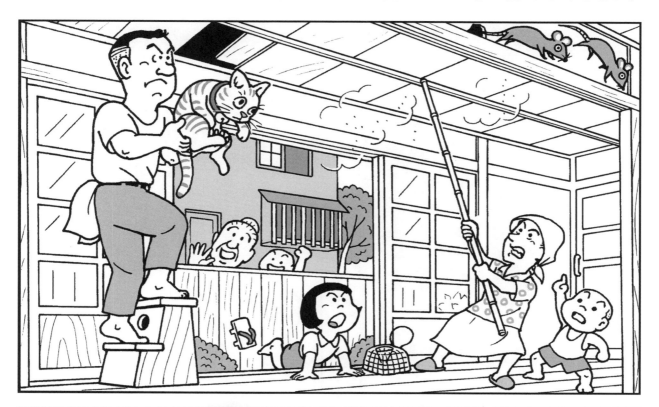

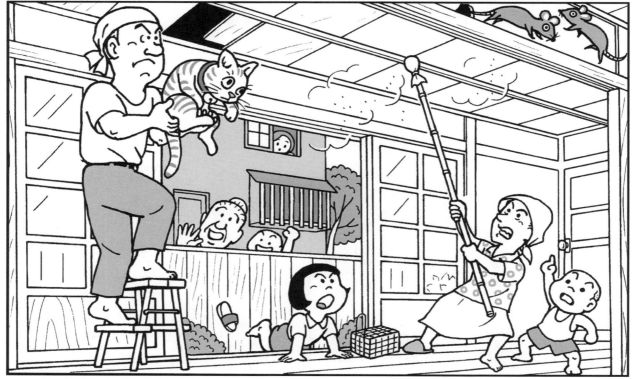

年　　月　　日　　名前

蚊帳を吊る

夏の快適な睡眠のため、蚊帳はなくてはならないものでした。右の絵は、左の絵とちがうところが全部で10個あります。見つけたら○で囲んでください。

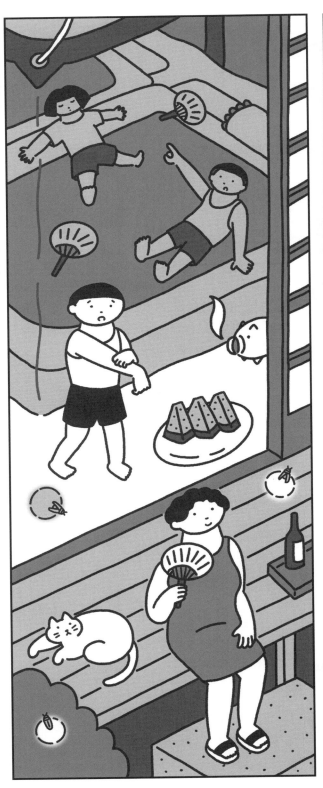
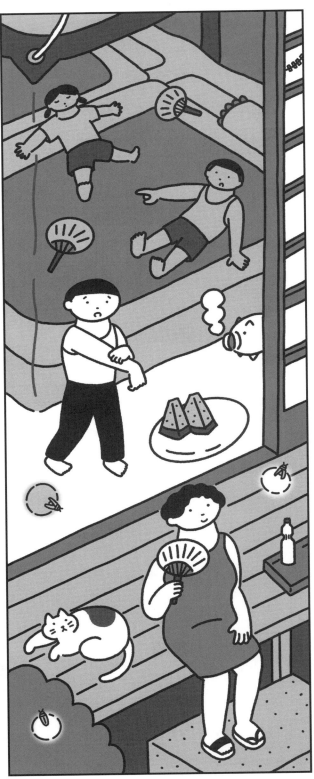

年　　月　　日　名前

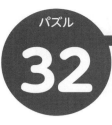

駅の伝言板

駅にあった伝言板。メッセージを書いて連絡手段にしましたね。下の絵は、上の絵とちがうところが全部で 10 個あります。見つけたら○で囲んでください。

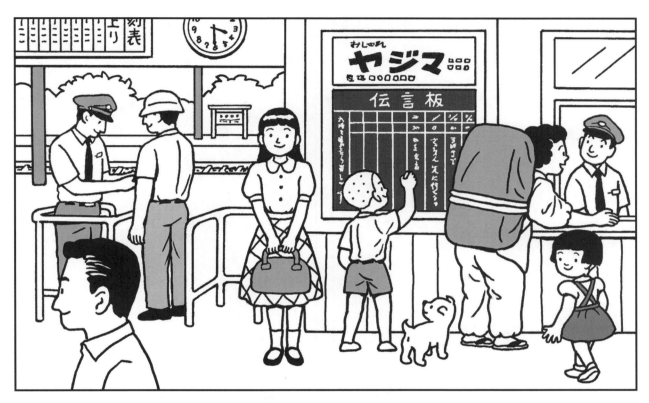

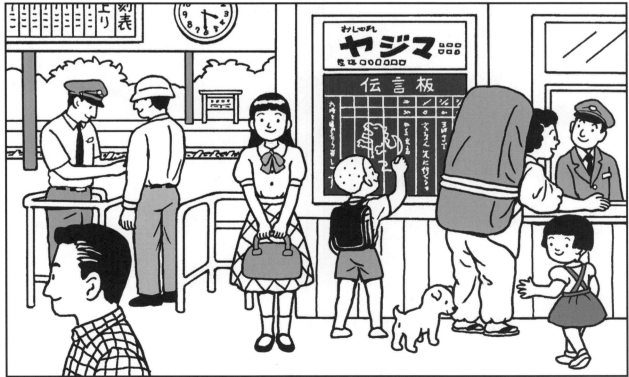

年　　月　　日　　名前

解答は 61 ページにあります

パズル
33 ラジオ体操

夏休みの朝は、みんなで集まってラジオ体操。一日の始まりです。右の絵は、左の絵とちがうところが全部で 10 個あります。見つけたら〇で囲んでください。

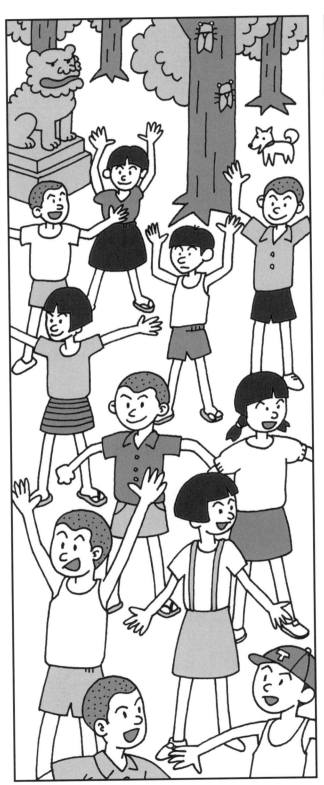
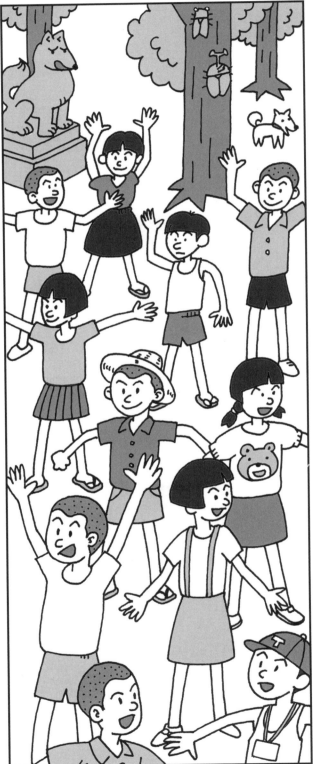

年　　月　　日　　名前

打ち水

暑い夏は、打ち水をして、暑さをやわらげたものです。下の絵は、上の絵とちがうところが全部で10個あります。見つけたら○で囲んでください。

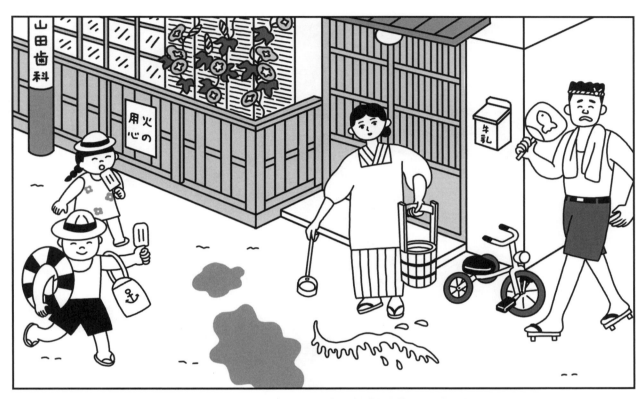

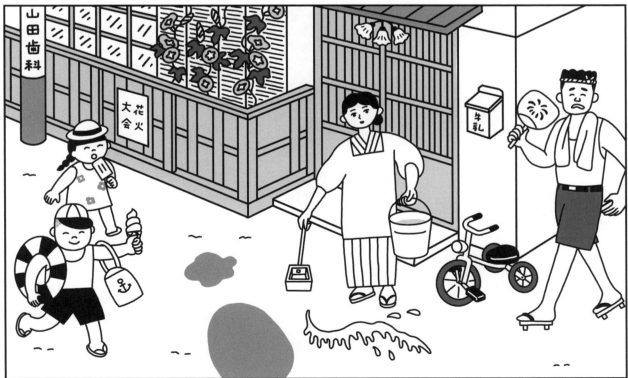

年　　　月　　　日　　　名前

パズル 35

十五夜

十五夜のまんまるお月さま、月の明かりがとてもきれいです。下の絵は、上の絵とちがうところが全部で 10 個あります。見つけたら○で囲んでください。

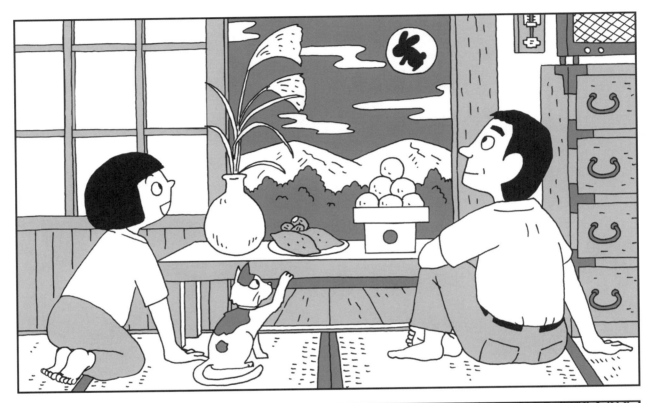

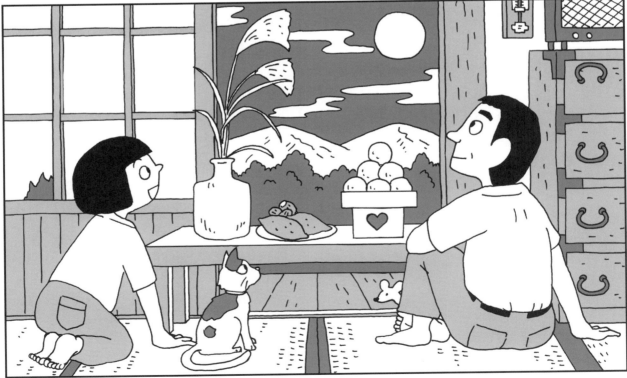

年　　月　　日　　名前

36 ご近所におすそ分け

「これどうぞ」「あら、ありがとう」。おすそ分けは嬉しいものでした。右の絵は、左の絵とちがうところが全部で 11 個あります。見つけたら○で囲んでください。

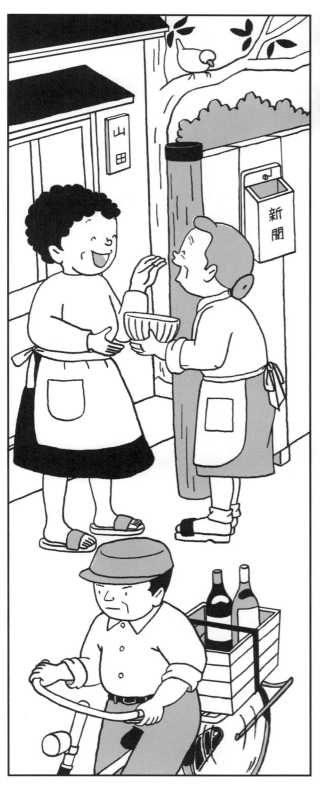
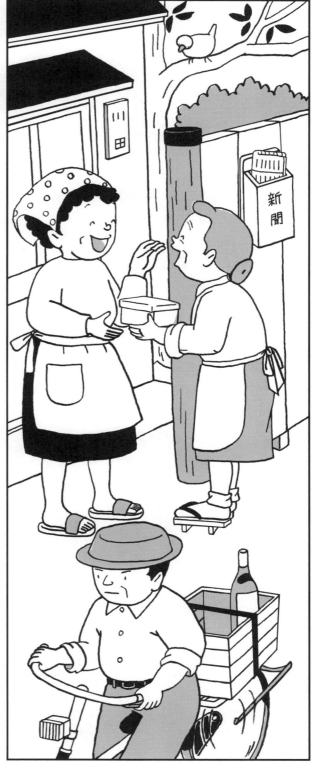

年　　月　　日　　名前

新婚旅行で熱海へ

昭和 20 年代ごろ、新婚旅行で熱海へ行く人が大勢いました。下の絵は、上の絵とちがうところが全部で 11 個あります。見つけたら○で囲んでください。

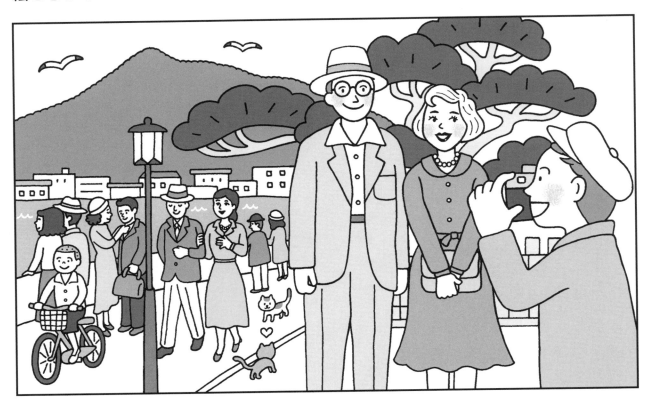

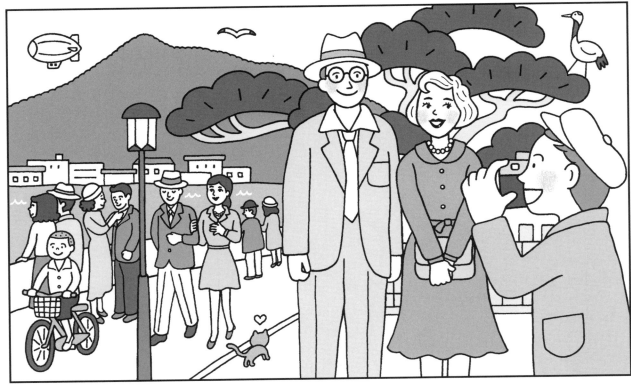

年　　月　　日　名前

風邪の看病

「お粥ができたわよ」。お母さんの優しい声が聞こえます。下の絵は、上の絵とちがうところが全部で 11 個あります。見つけたら○で囲んでください。

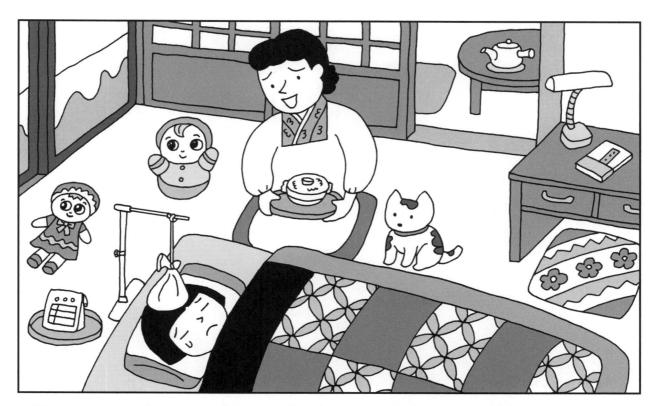

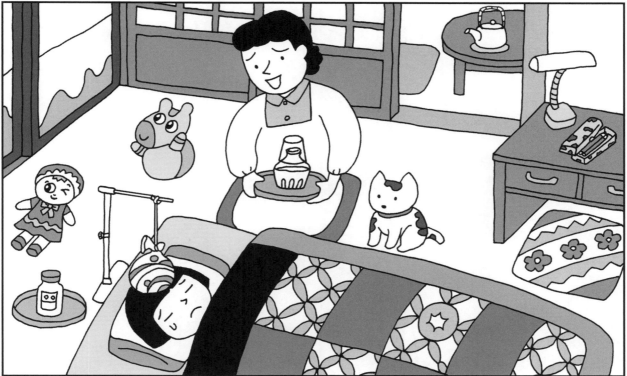

年　　月　　日　　名前

パズル 39 フォークソングブーム

新しい音楽として若者たちの心をとらえ、街に歌声が響きました。右の絵は、左の絵とちがうところが全部で 11 個あります。見つけたら○で囲んでください。

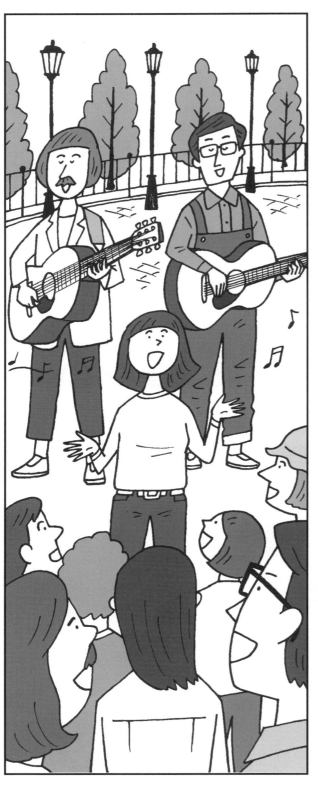

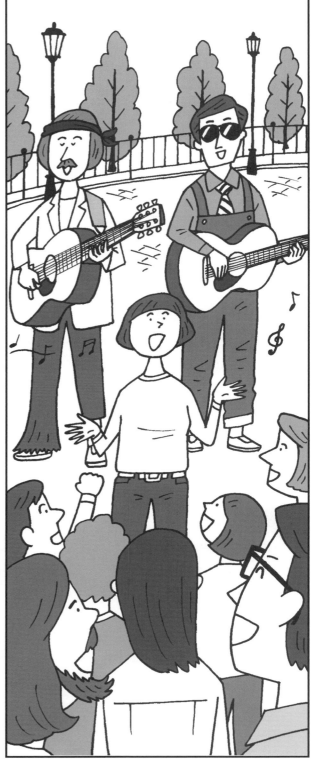

年　　　月　　　日　　　名前

パンダ初来日 （昭和47年）

昭和47年、上野動物園に2頭のパンダがやってきました。下の絵は、上の絵とちがうところが全部で11個あります。見つけたら○で囲んでください。

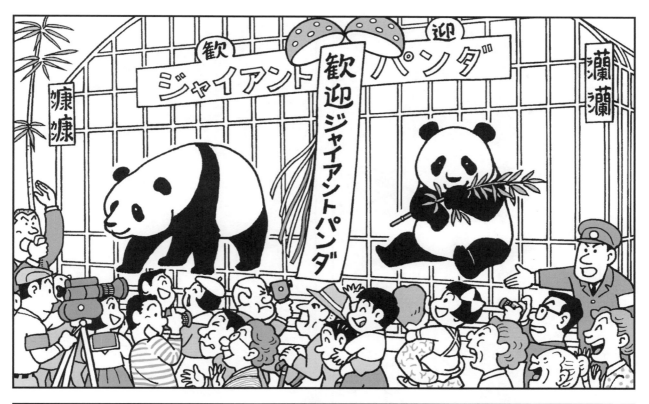

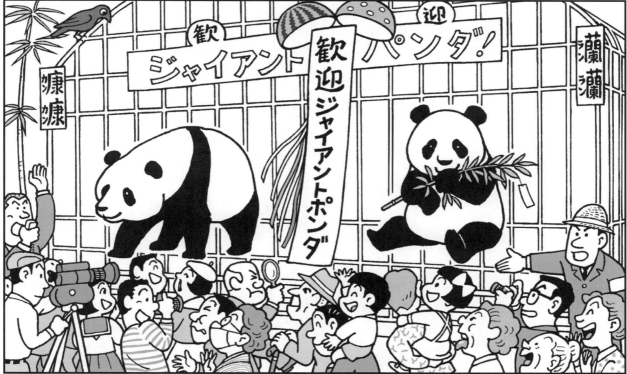

年　　月　　日　　名前

41

<ruby>雨<rt>あま</rt></ruby><ruby>漏<rt>も</rt></ruby>り

雨が降ると、ポツリと家の中にも。バケツや雑巾の出番です。右の絵は、左の絵とちがうところが全部で11個あります。見つけたら○で囲んでください。

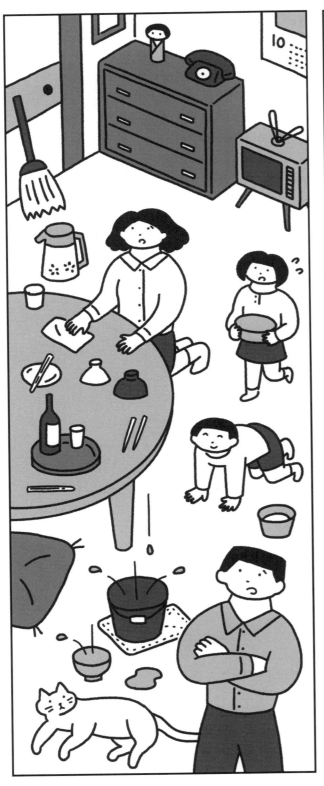
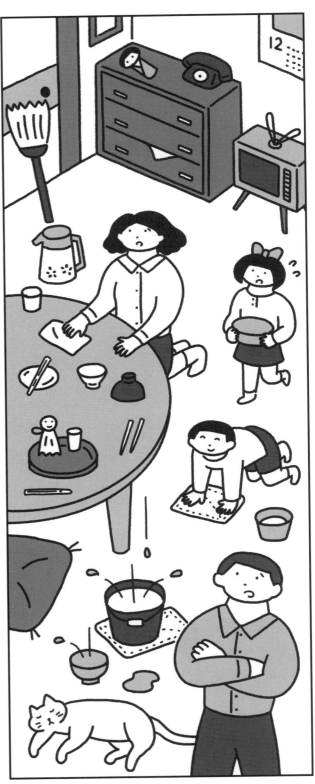

年　　　月　　　日　名前

オイルショック

街中のトイレットペーパーが売り切れ、パニックが起きました。右の絵は、左の絵とちがうところが全部で11個あります。見つけたら○で囲んでください。

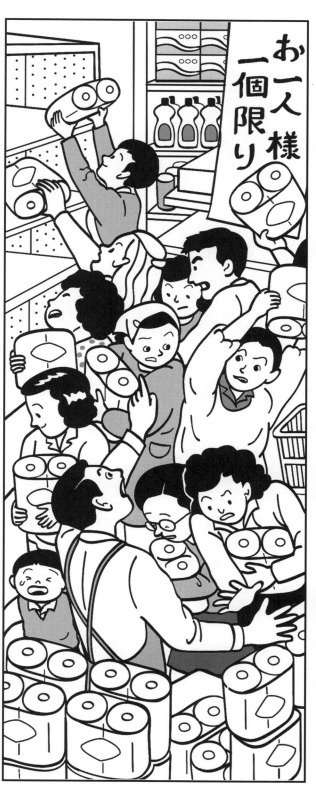
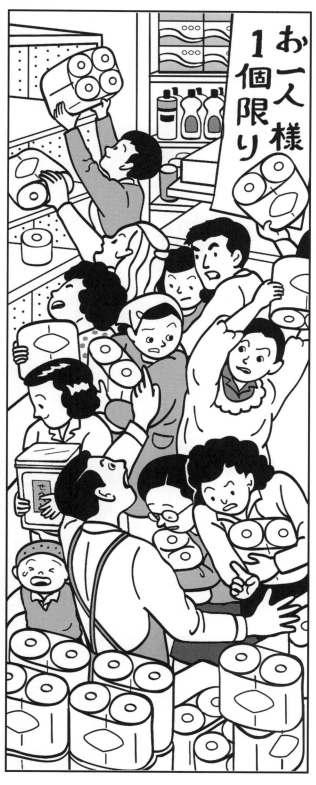

年　　　月　　　日　名前

43 長電話

家族に聞かれないように、こっそり長電話。相手は誰かな？　下の絵は、上の絵とちがうところが全部で 12 個あります。見つけたら○で囲んでください。

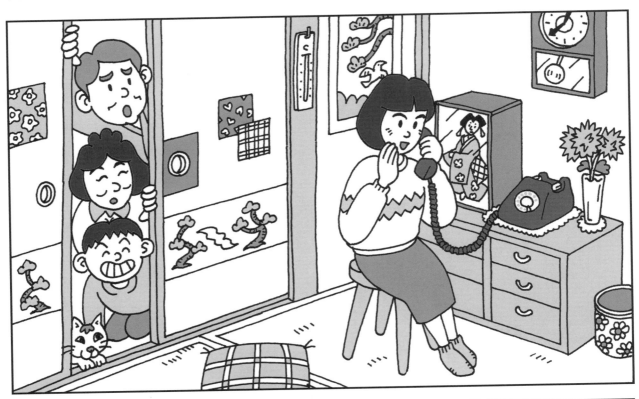

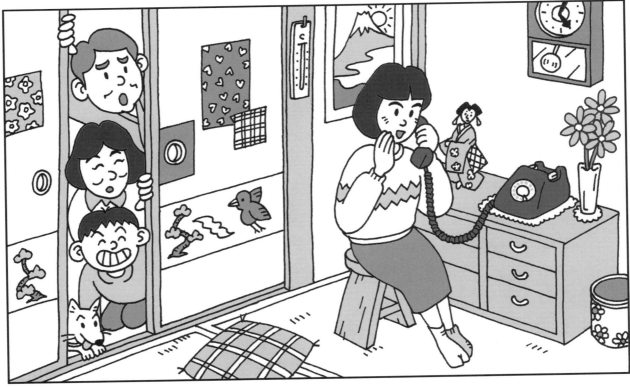

年　　月　　日　　名前

紅葉狩り
もみじが

きれいに色づいた紅葉を目当てに、多くの人が訪れています。右の絵は、左の
絵とちがうところが全部で12個あります。見つけたら○で囲んでください。

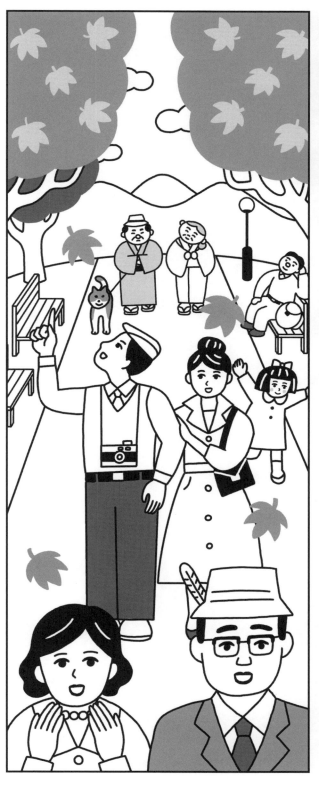

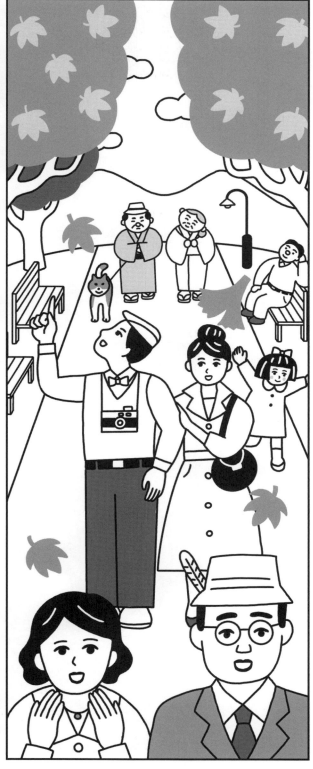

年　　月　　日　　名前

完成したら5ページの **45** をぬりましょう

解答は 63 ページにあります

45 勤労感謝の日

「お父さんいつもお仕事お疲れさま。今日はぼくがお酌するね」。下の絵は、上の絵とちがうところが全部で 12 個あります。見つけたら○で囲んでください。

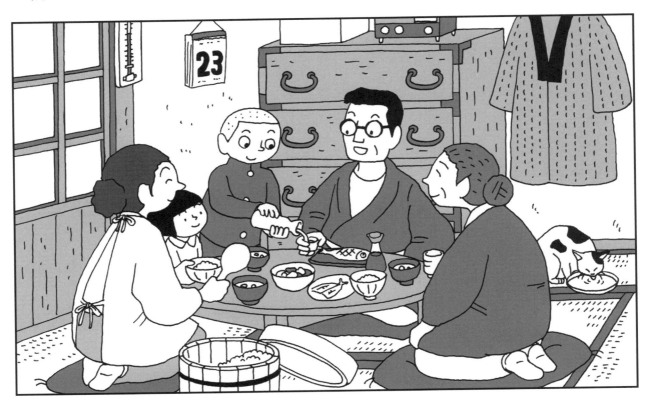

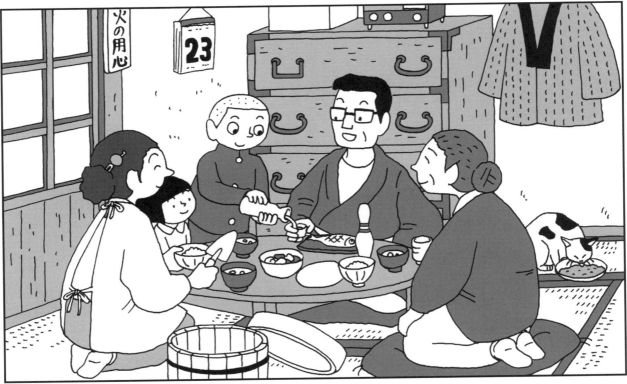

年　　月　　日　　名前

本屋さんで立ち読み

夢中で本を読んでいると、店主が掃除のフリをしてパタパタ……。下の絵は、上の絵とちがうところが全部で12個あります。見つけたら○で囲んでください。

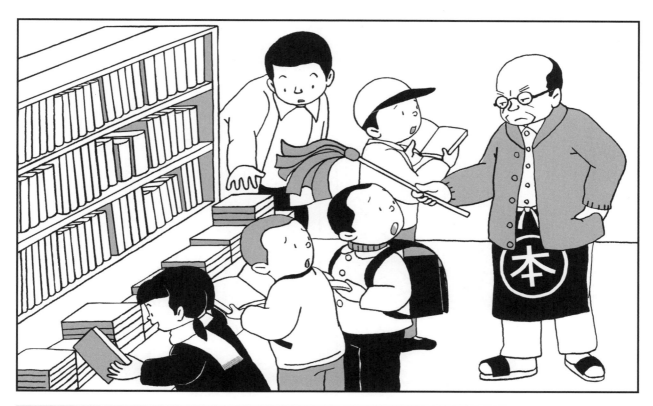

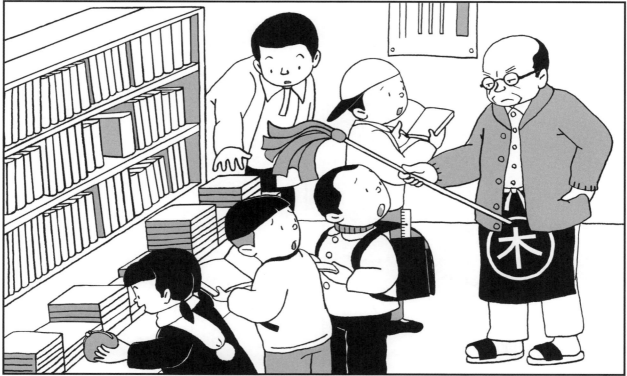

年　　月　　日　　名前

パズル

落ち葉で焼き芋

落ち葉を集めたら、楽しい焼き芋の時間。ホクホクでおいしいね。右の絵は、左の絵とちがうところが全部で12個あります。見つけたら○で囲んでください。

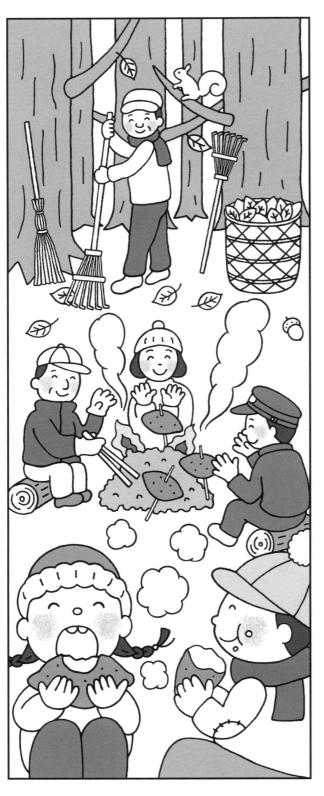

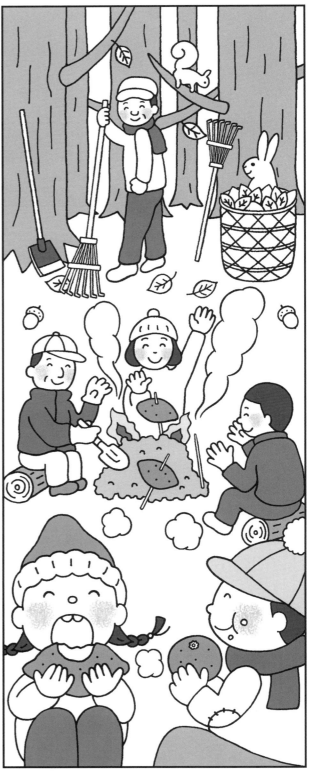

年　　　月　　　日　　名前

夕飯の準備

祖母や母から子どもたちへ、料理の味は台所で受け継がれました。下の絵は、上の絵とちがうところが全部で12個あります。見つけたら○で囲んでください。

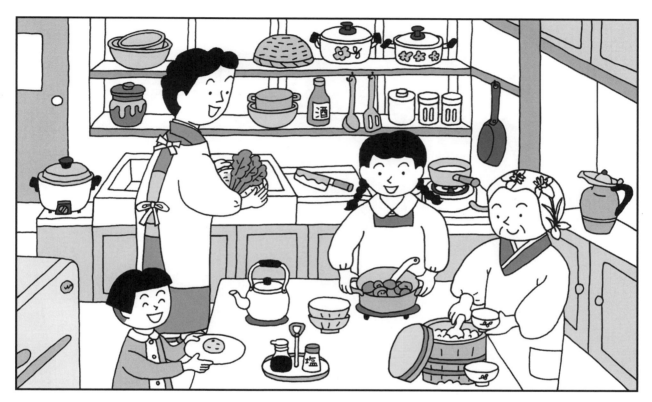

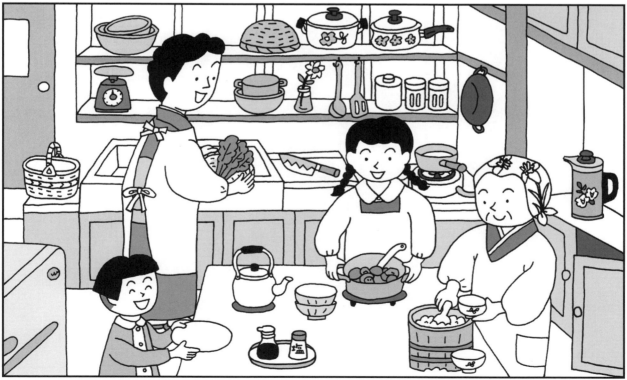

年　　月　　日　　名前

お歳暮
せいぼ

一年の感謝を込めたお歳暮。昔は直接手渡ししていました。下の絵は、上の絵とちがうところが全部で12個あります。見つけたら○で囲んでください。

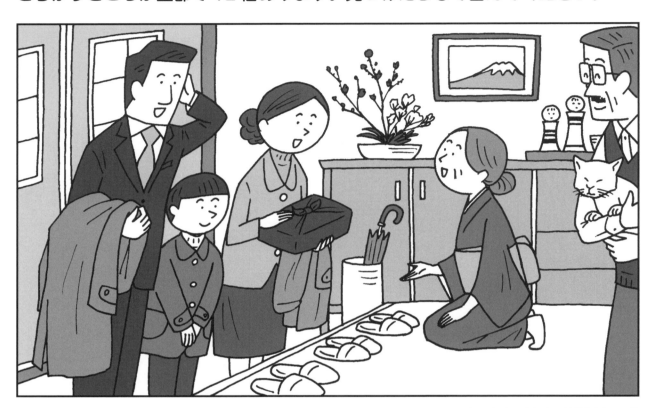

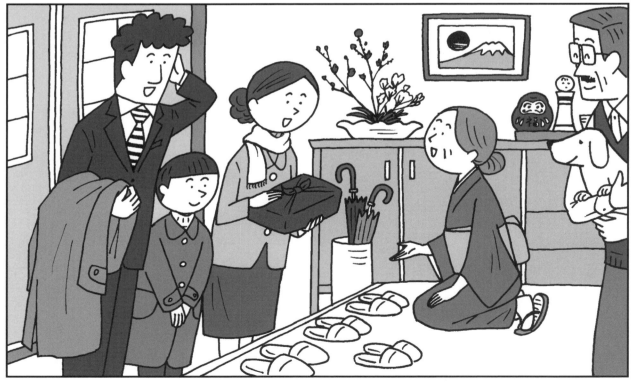

年　　月　　日　　名前

年越しそば

おおみそか
大晦日に家族で年越しそば。来年もよい年になりますように。右の絵は、左の絵とちがうところが全部で12個あります。見つけたら○で囲んでください。

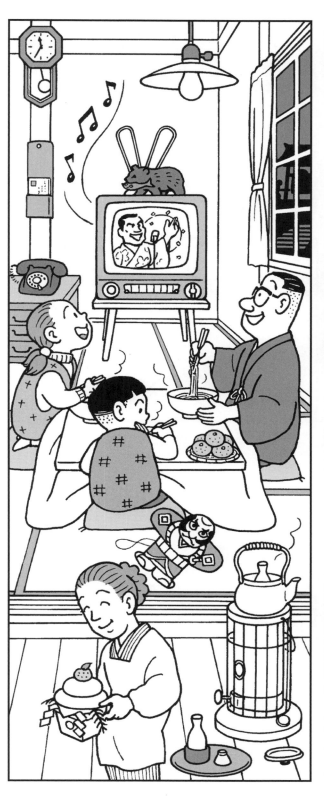
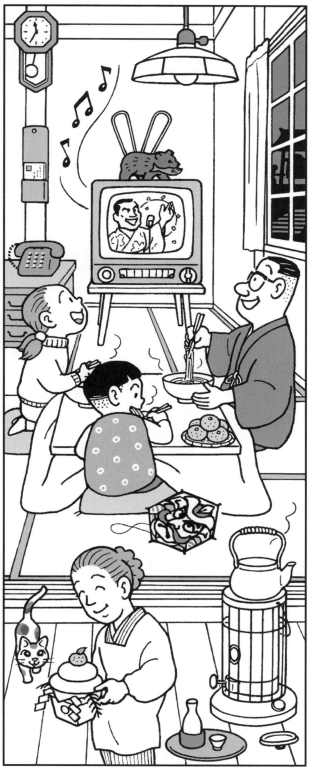

年　　　月　　　日　　名前

❶ 獅子舞 <ruby>獅<rt>しし</rt></ruby><ruby>子<rt></rt></ruby><ruby>舞<rt>まい</rt></ruby>

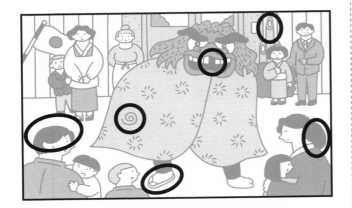

❸ 餅つき

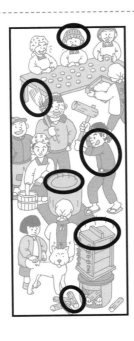

❷ 切手収集

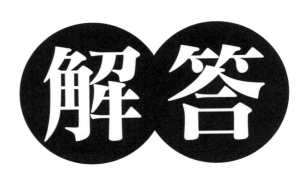

❺ 小学校の掃除時間

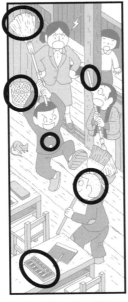

❹ 湯たんぽ

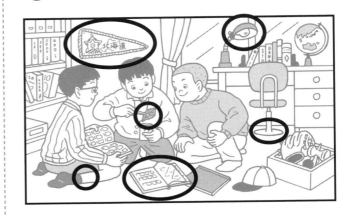

❻ 針供養（はりくよう）

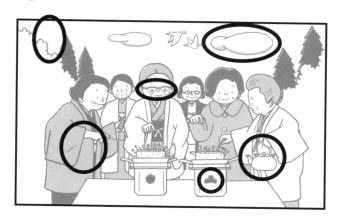

❼ 札幌オリンピック（昭和47年）（さっぽろ）

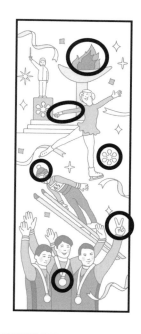

❽ 手押しポンプ

❾ ひな祭り

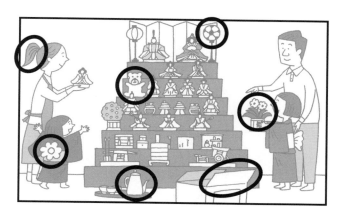

❿ 給料日

⓫ 家電の三種の神器（じんぎ）

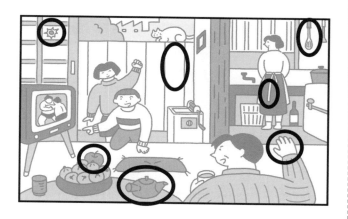

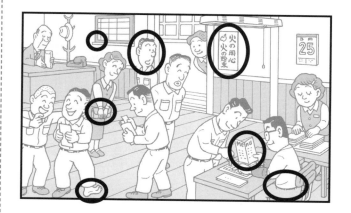

⓭ 集団就職

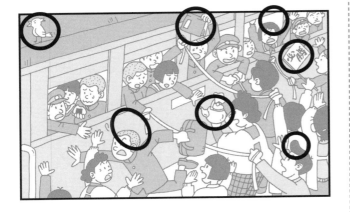

⓬ 街頭テレビ

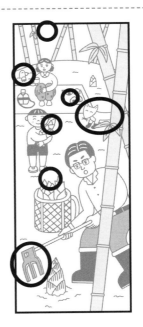

⓯ デパートのレストラン

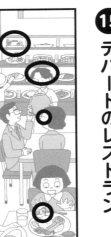

⓮ タケノコ掘り

⓱ 通勤ラッシュ

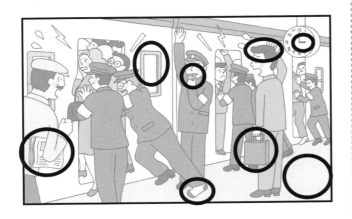

⓰ ねんねこで子守り

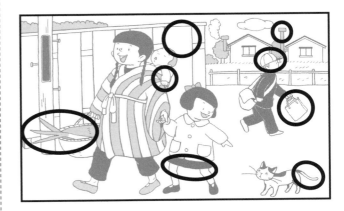

⑲ 障子の張り替え

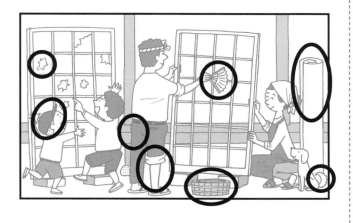

⑱ 田植え

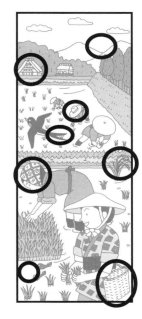

㉑ 小学校の給食

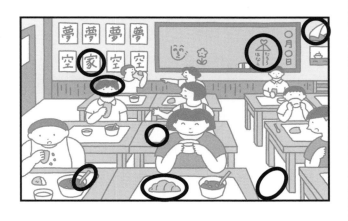

⑳ てるてる坊主作り

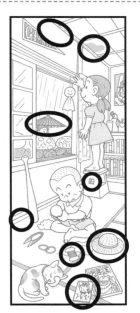

㉓ 大家族の団らん

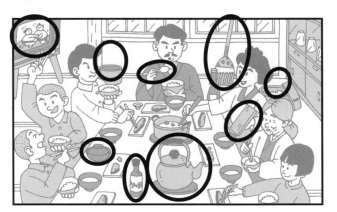

㉒ 公園のボート

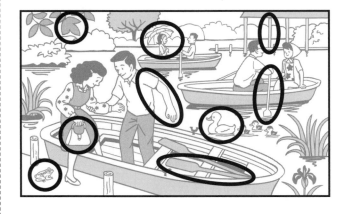

㉕ 海開き

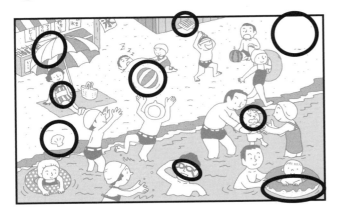

㉔ 金物屋さん

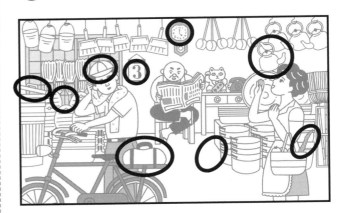

㉗ 足踏みミシン

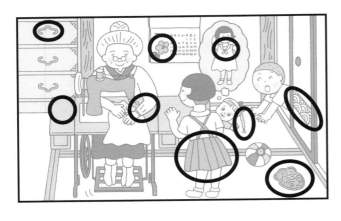

㉖ ラジカセでテレビの録音

㉙ オート三輪

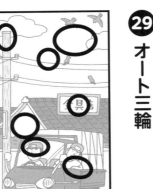

㉘ 虫捕り

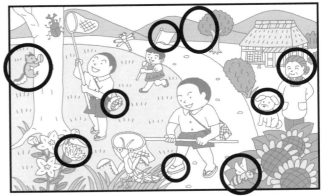

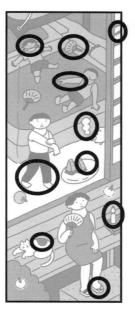

㉛ 蚊帳を吊る

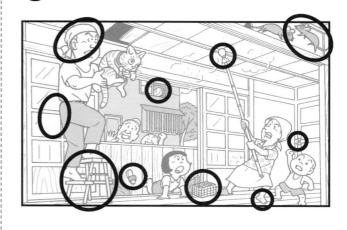

㉚ ネズミが出た！

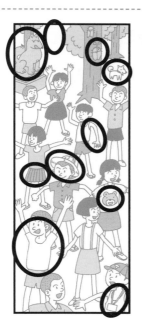

㉝ ラジオ体操

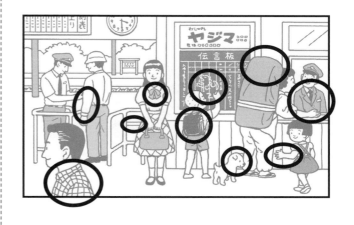

㉜ 駅の伝言板

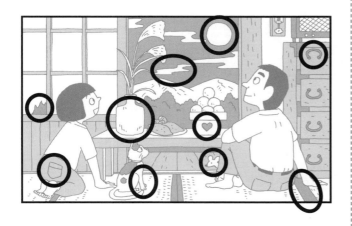

㉟ 十五夜

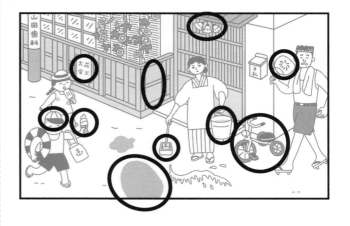

㉞ 打ち水

㊲ 新婚旅行で熱海へ

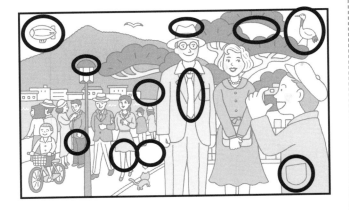

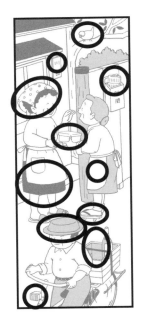

㊴ フォークソングブーム

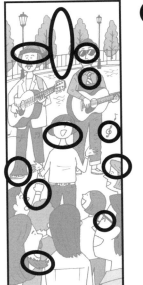

㊳ 風邪の看病

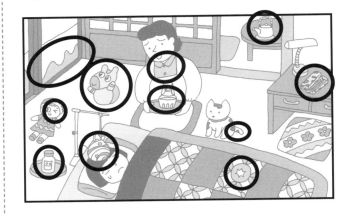

㊶ 雨漏り

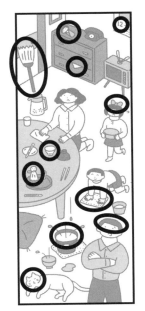

㊵ パンダ初来日（昭和47年）

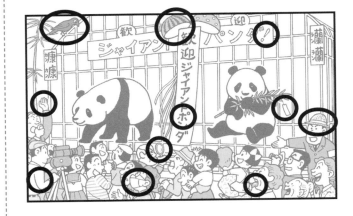

43 長電話

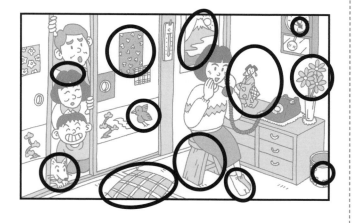

42 オイルショック

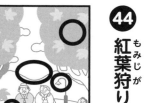

45 勤労感謝の日

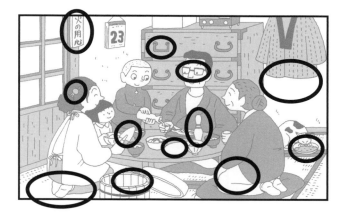

44 紅葉狩り

47 落ち葉で焼き芋

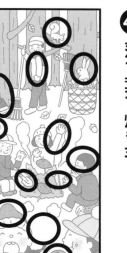

46 本屋さんで立ち読み

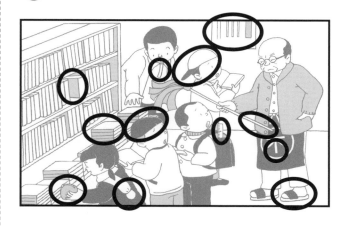

㊾ お歳暮（せいぼ）

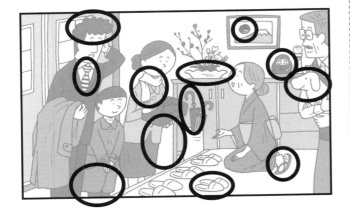

㊽ 夕飯の準備

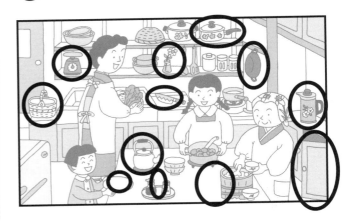

㊿ 年越しそば

レクリエブックス
脳トレ・介護予防に役立つ
まちがいさがし 昭和の暮らし・行事編

発行日	2021年1月30日 初版第1刷発行
	2024年9月10日 第4刷発行
発行者	駒田浩一
発行	株式会社ワンダーウェルネス
発行・発売	株式会社世界文化社
	〒102-8194
	東京都千代田区九段北 4-2-29
電話	編集部 03-3262-3913
	販売部 03-3262-5115
印刷・製本	TOPPANクロレ株式会社
表紙デザイン	飯山佳子（BAD BEANS）
本文デザイン	オフィス303
パズルイラスト	今井雅巳 (P15、P25、P35、P45、P55)
	おぜきせつこ (P7、P17、P27、P37、P47)
	しまむらこういち (P8、P18、P28、P38、P48)
	杉原知子 (P11、P21、P31、P41、P51)
	中村知史 (P14、P24、P34、P44、P54)
	根岸美帆 (P12、P22、P32、P42、P52)
	ネコポンギポンギ (P9、P19、P29、P39、P49)
	堀江篤史 (P10、P20、P30、P40、P50)
	山本啓太 (P6、P16、P26、P36、P46)
	若泉さな絵 (P13、P23、P33、P43、P53)
編集	オフィス303
校正	株式会社円水社
製版	株式会社明昌堂
企画編集	神田裕子